DIE BEZIEHUNGEN ZWISCHEN MENSTRUATION UND NERVEN- UND GEISTESKRANKHEITEN AUF GRUND VON LITERATUR UND KLINISCHER BEOBACHTUNG

INAUGURAL-DISSERTATION

ZUR

ERLANGUNG DER DOKTORWÜRDE

DER

HOHEN MEDIZINISCHEN FAKULTÄT

DER

RUPRECHT-KARLS-UNIVERSITÄT ZU HEIDELBERG

VORGELEGT VON

RICHARD HÄFFNER

Springer-Verlag Berlin Heidelberg GmbH 1912

GEDRUCKT
MIT GENEHMIGUNG DER MEDIZINISCHEN
FAKULTÄT DER UNIVERSITÄT HEIDELBERG
REFERENT: DEKAN:
PROF. DR. NISSL PROF. DR. H. KOSSEL

ISBN 978-3-662-24216-2   ISBN 978-3-662-26329-7 (eBook)
DOI 10.1007/978-3-662-26329-7

Der Arbeit selbst mögen wenige Sätze über die Menstruation als solche vorausgeschickt werden.

Bis in das 19. Jahrhundert hinein glaubte man, daß die Menstruation eine Befreiung des weiblichen Körpers von schädlichen Stoffen sei. Fußend auf der Entdeckung des menschlichen Eies im Ovarium von C. E. v. Baer (1827) sprach Bischoff (1853) die Hypothese aus, daß die Ovulation periodisch zurzeit der fließenden Menses erfolge. Die Blutung ist dabei Nebensache, die Ovulation die Hauptsache. Ohne Ovarium keine Menstruation. Rud. Virchow, 1856, faßte diese Kenntnisse in den folgenden wichtigen Sätzen zusammen:

„Das Weib ist eben Weib nur durch seine Geschlechtsdrüse".

„Alles am Weibe ist eine Dependenz des Eierstocks".

„Die Menstruation ist eine Schwangerschaft im kleinsten Maßstabe."

„Bei der jedesmaligen periodisch eintretenden Reifung von Eizellen tritt an dem weiblichen Körper eine Reihe von Veränderungen auf, zum Teil örtlich, charakterisiert durch einen, den katarrhalischen akuten Schleimhautentzündungen ähnlichen Vorgang an der Schleimhaut der Geschlechtswege, zum Teil allgemein charakterisiert durch Störungen der Ernährung und Nerventätigkeit."

Pflüger stellte (1865) eine Hypothese über das Zustandekommen der Menstruation auf. Er stellte sich vor, daß durch die wachsenden Eifollikel ein mechanischer Druck auf die Ovarialnerven ausgeübt werde. Den durch diesen Druck gesetzten Reiz leiten die Nerven zentripetal. Die Reaktion ist eine Hyperämie im Ovarium und Uterus, die die Ursache der menstruellen Blutung abgibt. Diese Anschauung ist also nervös-mechanisch.

Eine andere Anschauung entwickelte Goodmann 1878. Er nimmt an, daß das Leben des Weibes in periodisch auftretenden Störungen im ganzen Gefäßsystem ablaufe. Diese Störungen beruhen auf periodisch auftretenden, gradatim sich steigernden Kontraktionen der mit dem Eintritt der Pubertät stärker werdenden Gefäßmuskulatur. Die dynamische Ursache für diese Vorgänge liegt in nervösen Zentren der Gefäßwände. Die Menstruation ist das Endresultat dieser periodischen Schwankungen des Gefäßsystems. Die Ovulation kommt hierbei ursächlich nicht in Betracht (zitiert nach Reinl). Bildlich hat man den periodischen Vorgang einer Wellenlinie verglichen und von einer Wellenbewegung des Weibes im allgemeinen gesprochen. Die Spitze des Wellenbergs liegt im Præmenstruum, dicht vor Eintritt der Blutung, dann folgt der absteigende Teil (Ebbe), der im Intermenstruum umschlägt, um wieder gegen die Menses zu anzusteigen (Flut). Parallel mit diesem gesetzmäßigen Schwanken gehen sämtliche biologischen

Vorgänge im weiblichen Körperhaushalte, so Temperatur, Pulsfrequenz, Muskel-kraft, Blutdruck, Harnstoffausscheidung.

Dieser Theorie schlossen sich in Deutschland viele Forscher an, so u. a. Reinl (1884), Schüle (1891), Hegar (1899/01), Krafft - Ebing (1902).

Endlich sei noch der Forscher angeführt, der durch seine Versuche die Wir-kung der inneren Sekretion der Ovarien bei Entstehung der Menstruation wahr-scheinlich machte, Halban (1901).

Halban transplantierte bei Affen — von denen bekanntlich einige Arten menstruieren — die von ihren nervösen Verbindungen vollkommen gelösten Ovarien an andere Körperstellen und konnte konstatieren, daß die Menstruation unverändert fortbestand. Er schließt daraus, daß die Menstruation eine Funktion des sezernierenden Eierstockes ist, daß nervöse Einflüsse hierbei keine Rolle spielen.

Zum Schluß seien die anatomischen Beziehungen zwischen Genitalsystem und Nervensystem an dieser Stelle aufgeführt (Windscheid 1897):

Rückenmarksnerven:
I. Aus dem Plexus lumbalis
    1. N. ileo-inguinalis (Schamlippen);
    2. N. genito-cruralis (große Schamlippen) (N. spermaticus internus).
II. Aus dem Plexus pudendalis
    1. N. haemorrhoidales medius et inferior (Uterus, Harnblase);
    2. N. pudendus:
    N. perinealis (Schamlippen);
    N. dorsalis clitoris.

Sympathische Nerven: Sie gehen aus vom Ganglium solare s. Plexus coeliacus:
I. Plexus renalis (Ovarium).
II. Plexus spermatici (Ovarium, Tuben, Uterus).
III. Plexus hypogastrici inferiores:
    1. Plexus utero-vaginalis;
    2. Plexus vesico-vaginalis;
    3. Plexus cavernosus (clitoris);
    4. Fasern zum Uterus;
    5. Plexus haemorrhoidales.
Spinales und sympathisches Nervensystem zeigen zahlreiche Anastomosen.

I. Teil.

Die Beziehungen zwischen Menstruation und Nerven- und Geistes-krankheiten auf Grund der Literatur.

A. Menstruation und Psychosen.

Die Anschauungen, die im Altertum und Mittelalter über die Beziehungen zwischen Menstruation und Geisteskrankheiten herrschten, brauche ich hier nur kurz zu streifen. Sie sind in den Monographien über die Menstruation von Brierre de Boismont (1842) und Raciborski (1868) und in vielen andern Werken hinreichend beschrieben worden. Da das Menstrualblut im Altertum als etwas Giftiges, Schädliches galt, fand man es leicht erklärlich, daß es bei Unregelmäßig-keiten oder Fehlen der Periode zu abnormen Geisteszuständen kommen konnte. Diese Auffassung vertrat z. B. die jüdische Religion.

Die Griechen (Aristoteles) und noch das Mittelalter sprachen von einer „Plethora" des Körpers (überreichliche Blutmenge), deren Regulator die Menstruation war. Beim Versagen des Regulators entstanden Krankheiten des Körpers und des Geistes.

Diese Vorstellungen traf man in Deutschland bis zu Beginn des 19. Jahrhunderts an. Stets war man geneigt, in dem somatischen Vorgang der Menstruation, respektive dessen Anomalie die greifbare Ursache für Geistesstörungen bei Frauen zu erblicken. Es ist deshalb nicht verwunderlich, daß man die Bedeutung der Menstruation beim Weibe stark überschätzte. Dies zeigte sich besonders häufig bei kriminellen Fällen, in denen die Menstruation als exkulpierender Faktor geltend gemacht wurde.

Ich möchte dafür einige Beispiele anführen: Krafft - Ebing (1878) referiert einen Fall von Hitzig: Eine Mutter tötet ihr Kind. Vom Gericht wird das Todesurteil ausgesprochen. Im Gefängnis erzählt die Delinquentin einer Gefährtin, daß sie bei Begehung der Tat gerade die Periode gehabt habe. In der Zeit empfinde sie immer eine innere Unruhe und Angst; dem Richter habe sie aus Scham nichts davon mitgeteilt. Die Hinrichtung wurde daraufhin suspendiert und die Verurteilte ärztlich beobachtet. Es ergibt sich, daß bei der Pat. tempore mensium Schlaflosigkeit, Kopfweh, Bangigkeit, Taedium vitae, Kopfkongestionen, Melancholie auftritt. Pat. wird exkulpiert.

In dem „Handbuch der gerichtlichen Psychologie" von Friedreich (1835) sind eine Fülle ähnlicher Fälle enthalten. Es sei davon nur die Krankengeschichte der Brandstifterin Klein (S. 428) zitiert: Pat. war 17 Jahr. Die Menstruation trat mit 15 Jahren auf, war unregelmäßig. Seit dem Erscheinen der Periode war Pat. von Zeit zu Zeit „toll im Kopfe". Am 1. Januar 1834 traten die Menses ein, zessierten dann bis zum 1. August. Dabei nahm die „Tollheit" zu. Pat. glaubte, einen bösen Feind in sich zu haben. Die Brandstiftung wurde während der Amenorrhöe begangen. Auf die Amenorrhöe wurde die Psychose bezogen, womit die Schuldfrage verneint war. Pat. wurde später wieder regelmäßig menstruiert und genas damit auch psychisch.

Ein Sammelwerk über die Wissenschaft vom Weibe gab Busch (1839) heraus. In ihm finden wir auch die Anschauungen seiner Zeit über den Gegenstand, der uns hier interessiert.

Bei „Blödsinnigen" ist die Menstruation aufgehoben. Störungen der Menstruation sind „häufige erregende Ursachen" der verschiedenen Monomanien (Kleptomanie, Pyromanie).

Durch plötzliche Unterdrückung der Menstruation können Krankheiten entstehen. Solche sind: Neuralgien, Konvulsionen, Krämpfe, Hysterie, Paralyse, Ohnmachten, Wahnsinn, Epilepsie, Starrkrampf, Veitstanz, Apoplexie. Auch der psychischen Beeinflussung der Periode ist Rechnung getragen: „Traurige Gemütsverstimmungen, Kummer, Sorge, Gram, unglückliche Liebe unterdrücken die Menstruation, indem sie das Geschlechtsvermögen des Weibes schwächen".

Bei der Menstruation als solcher — das sei nur nebenbei erwähnt — besteht nach Busch eine Aufregung des Blut- und Nervensystems. Der Organismus neigt deshalb in der Zeit zu Krämpfen, die Frau wird von einer innerlichen Unruhe befallen, es können sich Ausschläge im Gesicht bilden.

1842 und 1851 erschienen zwei Arbeiten von dem Franzosen Brierre de Boismont, die eine — eine Preisschrift — ist eine Monographie der Menstruation, die andere betrachtet speziell die Beziehungen der Menstruation zur Psychose. Für den Standpunkt des Verfassers sind folgende Zitate charakteristisch:

„Die Menstrualepoche ist sehr häufig die Ursache einer Menge Leidenschaften, Feindschaften und eigentümlichen Handlungen, von denen sich die Frauen selbst keine Rechenschaft geben."

Und:

Die primäre Ursache der Menstruation ist in dem Erscheinen der Involution und Evolution der Graafschen Bläschen begründet (Gendrin).

Das sind Sätze, die auch heute noch Geltung haben.

Den ätiologischen Einfluß der Menstruation auf die Psychosen gibt Brierre de Boismont zu. Seinen Erfahrungen nach sind ein Viertel aller Psychosen durch Menstruationsanomalien verursacht, gegen ein Sechstel der Psychosen bei Esquirol. Von den einzelnen Beobachtungen interessieren uns folgende:

Eine 25jährige Hirtin (1842, S. 97) wurde mit 15 Jahren menstruiert. Die Periode stellte sich zweimal ein, zessierte dann für 11 Monate. In der Folge war sie regelmäßig. Vor ihrem Eintritt empfand das Mädchen oft Kolikschmerzen, Nierenschmerzen, Spannung im Unterleib, Anschwellung und Schwellen in den Brüsten, Kopfschmerzen. Während die Blutung floß, wurde das sonst sanfte Mädchen reizbar. Es schlug und reizte ihre Tiere solange, bis sie flohen. Hatte die Blutung aufgehört, so war sie wieder gutmütig und liebevoll.

S. 98. Eine Frau vergaß stets, was sie zur Zeit ihrer Periode getan hatte. Sie beleidigte einmal, während die Blutung floß, jemand. Nachher erinnerte sie sich nicht mehr daran und leistete einen Eid, unschuldig zu sein.

In der Arbeit von 1851 ist es auffallend, daß Boismont bei der Beurteilung der Menstruation als solcher nicht mehr von den Ovarien spricht, sondern nur vom Uterus und der Blutung. „Der Uterus spielt bei der Erzeugung der Gehirnaffektionen die Hauptrolle.‟

Die Therapie bei den Psychosen, die durch Anomalien der Periode hervorgerufen wurden, mußte natürlich dem ätiologischen Faktor Rechnung tragen. Man versuchte also vor allem die gestörte Menstruation zu regeln. Bei Amenorrhöe griff man zu Blutegeln; Brierre de Boismont applizierte einer Maniaca 60 Blutegel und heilte sie damit sofort. Diese Methode der lokalen Blutentziehung war allgemein üblich; besonders aus der französischen Literatur lassen sich beliebig viele Beispiele dafür aufführen (z. B. Sauvet 1848 u. a.).

Zu ganz ausgezeichneten Resultaten kam bereits 1851 Marotte auf Grund seiner Untersuchungen über Menstruation und Epilepsie.

Er ordnet seine Ergebnisse in 4 Kategorien ein:

1. Zwischen Menstruation und Epilepsie besteht gar kein Zusammenhang.

2. Die Menstruation kommt als Ursache für die Epilepsie nicht in Betracht. Sie übt nur einen Einfluß aus auf das Entstehen und die Zahl der Anfälle; es kann auf diese Weise ein menstrueller Typus der Anfälle sich herausbilden.

3. In einer Reihe von Fällen tritt die Menstruation zu andern Ursachen unterstützend hinzu. Zu diesen andern Ursachen zählen Onanie, Gemütsbewegungen.

4. Es gibt viele Fälle von Epilepsie, die hysterischer Natur sind. Hier kann die Menstruation ursächlich und auslösend wirken.

In Deutschland unterzog wohl Schlager (1858) zum erstenmal die Beziehungen zwischen Menstruation und Psychosen einer systematischen Bearbeitung in der Veröffentlichung: „Die Bedeutung des Menstruationsprozesses und seiner Anomalien für die Entwicklung und den Verlauf der psychischen Störungen‟.

Die Klassifikation der Psychosen (Hyperphrenia maniacalis, Melancholie, Aphrenie) und ihre nur statistische Verwertung lassen heute eine Kritik der Arbeit nicht mehr zu.

Von den Störungen der Menstruation bei Psychosen führt Schlager an, daß die Menses beim Beginn einer Psychose plötzlich zessieren können, daß andererseits eine langsam sich entwickelnde Amenorrhöe vorkommt; daß die Menstruation während der Psychose gestört sein kann und umgekehrt, daß die Psychose zur Zeit der Menstruation Exacerbationen zeigen kann.

Über das Verhältnis von Ursache und Wirkung drückt sich Schlager unbestimmt aus. Er sagt S. 490: „Es besteht oft keine kausale Beziehung zwischen
Menstruation und Psychose".

„Bei vorhandenem kausalem Verhältnis (die Menstruationsanomalie ist die
Ursache der Psychose) zeigt sich der Einfluß der Menstruation in gesteigerter
Hirnerregung".

„Die plötzlich unterdrückte Menstruation entlädt sich als Tobsucht."

Erwähnenswert ist noch der Passus S. 496: „Es ist vor allem festzuhalten,
daß die verschiedenen Menstruationsanomalien nur als der Ausdruck verschiedener örtlicher oder allgemeiner Krankheitszustände aufzufassen seien, und daß
dieselben nur insofern Einfluß auf die Entwicklung und den Verlauf von psychischen Störungen nehmen, als unter ihrer Einflußnahme krankhafte Verstimmungen
des Nervensystems, abnorme Hirnzustände vortraten, die nur die weiteren Funktionsstörungen veranlaßten."

Nur nebenbei möchte ich aus der Arbeit noch anführen, daß Schlager von
einem „klimakterischen Irresein" spricht. Als Symptome gelten: Mißtrauen,
Launen, Verdruß, Angst, Schlaflosigkeit, Herzklopfen, Wallungen.

Raciborsky (1865) glaubt als erster die Beobachtung gemacht zu haben,
daß durch psychischen Einfluß Amenorrhöe entstehen kann, z. B. durch Angst,
schwanger zu sein, oder beim intensiven Wunsch, schwanger zu sein bei kinderlosen Ehefrauen. Er führt als Beleg dafür drei Beispiele an: Eine verheiratete
Frau begeht einen Fehltritt; aus Furcht vor eingetretener Befruchtung bleiben
die Menses aus, ohne daß Schwangerschaft vorliegt. — Eine Frau hat Aussichten,
ihre Tochter gut zu verheiraten. Während dieser Zeit befindet sich die Mutter
in großer Aufregung; einmal treten die Menses nicht zur richtigen Zeit ein. Daran
knüpft sich sofort eine lebhafte Angst, es sei eine erneute Konzeption eingetreten,
das Kind könnte der Verbindung der Tochter hinderlich werden. — Endlich erzählt
Raciborsky von einer kinderlosen Frau, die sich sehr nach Nachkommen sehnt.
Es kommt zu einer imaginären Schwangerschaft mit Amenorrhöe.

Im Stile der schon erwähnten Arbeit von Schlager veröffentlichte Louis
Mayer 1869 eine Studie über Erkrankungen der weiblichen Sexualorgane und
Psychosen. Wesentlich Neues für unser Thema ist in der Arbeit nicht enthalten.
Einen Kausalnexus zwischen Menstruationsstörung und Psychose erkennt der Gynäkologe da an, wo mit Regulierung der Menstruation auch die Psychose schwindet.

Historisches Interesse besitzen die Angaben von Krieger (1869), die er über
die Begleitsymptome der Menstruation macht. Er unterscheidet

1. Gangliennervensymptome (sanftes Erröten, veränderte Gesichtszüge, Herzgruberbeschwerden, geringes Fieber).

2. Cerebrale Symptome (Geistesstörungen).

3. Spinale Symptome (Zuckungen).

Bei Krieger ist auch der „Mittelschmerz" erwähnt. Der Autor hat, nicht
gerade häufig, Frauen beobachtet, die regelmäßig vierwöchentlich menstruiert
waren; genau in der Mitte von 2 Terminen (im Intermenstruum) traten bei diesen
Frauen die Empfindungen auf, die sie sonst nur bei der Periode hatten (krampfartiges Gefühl in der Mitte des Unterleibs, Druck im Kreuz, Schwere).

Eine der gründlichsten Bearbeitungen unseres Themas hat Schroeter (1873/74)
gegeben. Er untersuchte die beiden möglichen Fragen, einmal, wie verhält sich
die Menstruation bei psychisch Kranken und welchen Einfluß übt die Menstruation
auf Psychosen aus?

Schroeter geht statistisch vor. Die Psychosen werden eingeteilt in frische,
chronische, exaltative, depressive Formen. Als Zustandsbilder laufen Melancholie,
Manie, psychische Schwächezustände.

Hier möchte ich nur die allgemeineren Resultate referieren:

Nach Schroeter (S. 537) kommt „nicht allgemein" die Cessatio mensium als Ursache der Psychose in Betracht; sie ist vielmehr eine Äußerung des vorher erkrankten Nervensystems. Die Amenorrhöe, die beim Ausbruch oder im Verlauf einer akuten Psychose sich einstellen kann, faßt Schroeter als ein „Zeichen eines noch reagierenden Nervensystems" auf.

Über „Zwei Fälle von Menstruationsstörungen (Menostasis) und plötzlicher Herstellung der Menses durch psychische Einflüsse" berichtet Martini 1872.

Fall 1 ist überschrieben: „Angst und Furcht vor Applikation einer Fontanelle bis zur maniakalischen Aufregung gesteigert, stellt die seit 9 Monaten gänzlich unterdrückte Menstruation her."

Fall 2. „Angst und Furcht vor der Operation des Haarabschneidens führt größere Besonnenheit herbei und die Menstruation, seit 5 Monaten nicht vorhanden, tritt wieder ein. Genesung."

Von den mitgeteilten Krankengeschichten sei nur angeführt, daß im Fall 1 die Psychose bereits in Heilung überging und daß Fall 2 Hysterie vermuten läßt. Es sei mit dem Zitat der Arbeit nur gezeigt, daß auch einmal eine psychische Einwirkung für das Wiederfließen der sistierten Menses verantwortlich gemacht wurde.

„Névroses menstruelles" betitelt 1874 — soviel ich sehe, erstmals — Berthier eine Sammlung von Fällen, bei denen die Menstruation die Ursache der Geistesstörung resp. Nervenkrankheit wird.

Ein Fall diene zur Charakteristik der übrigen: „Ein 18jähriges Mädchen wusch sich die Füße in einem Flusse, während sie schwitzte und gerade menstruiert war. Sie wurde blind, dann trat Lähmung beider Beine auf. Die Periode kehrte 2 Jahre lang nicht wieder, nach 2 Jahren starb das Mädchen".

Die Beiträge, die Sutherland 1873/74 zur vorliegenden Frage gab, sind in den folgenden Sätzen zusammengefaßt:

(Material 500 Fälle aus dem Wakefield Asylum).

I. Höhere Grade des Schwachsinnes, des Idiotismus, des Kretinismus verzögern den Eintritt der Pubertät, wenn sie überhaupt zur Entwicklung kommt.

II. Bei Melancholie tritt meist Amenorrhöe auf.

III. Bei chronischer Paranoia ist die Periode meist ungestört.

IV. Bei der progressiven Paralyse tritt verfrühte Menopause ein.

Sutherland wertete also die auftretende Störung der Menstruation wie ein anderes Symptom, z. B. Blasenstörungen, was recht bemerkenswert ist.

An die Fälle von Friedreich, Henke u. a. erinnert die Schilderung einer Frau von Dagonet (1876), die mit jeder Periode einen unwiderstehlichen Drang zum Morden verspürte. So hatte sie ihre eigenen 3 Kinder getötet, bis sie endlich in eine Irrenanstalt kam.

Die gestörten Menses sind nach Dagonet der „unbestreitbare Grund" für den Ausbruch der Psychose.

Von den vielen immer wieder gleichlautenden Fällen sei nur noch einer hier zitiert, von Tuke (1876) mitgeteilt: Eine hereditär belastete Frau verlor zwei ihrer Kinder. Ein halbes Jahr darauf mordete sie ihr drittes Kind. Seit dem Tod der beiden Kinder hatte sich Pat. dem Trunk ergeben. Am Tage der Mordtat hatte die Frau gerade die Periode. Sie trank viel, schickte ihr Kind fort, um noch mehr Spirituosen zu holen. Das Kind weigerte sich, worauf die Mutter so in Wut geriet, daß sie das Kind tötete.

Ich will an dieser Stelle versuchen, einige allgemeine Sätze über die bisher erörterte Literatur einzuflechten. Wir haben gesehen, daß Psychose und Menstruation in einer heute etwas naiv erscheinenden Weise zueinander in Beziehung gesetzt wurden. Das Verhältnis von Psychose und Menstruation war schlechtweg ursächlich, die Psychose war die Folge der Menstruationsanomalie. Ausnahmen kamen natürlich auch hier vor, z. B. Schröter, Sutherland, Marotte. Der tiefere Grund liegt vielleicht darin, daß die Erkenntnis Griesingers (1845/61), daß Geisteskrankheiten Gehirnkrankheiten sind, noch nicht bekannt und später noch nicht durchgedrungen war. Die Geistesstörung stand unverstanden da. Wollte man nicht auf moralische Ursachen (Heinroth) rekurrieren, so mußte eine somatische Ursache gefunden werden. Bei Frauen war die Menstruation, ebenfalls ein rätselhafter Vorgang, bei Psychosen oft gestört; also lag nichts näher, als hierin den „unbestreitbaren Grund" der Psychose zu sehen. Wenn der Ausdruck gestattet ist, trieb man also ein wenig „Menstrualpsychiatrie", wie man bekanntlich auch eine Zeitlang der „Kopropsychiatrie" gehuldigt hatte.

Etwa von dem 6. und 7. Dezennium des 19. Jahrhunderts ab erkannte man die ätiologische Wirkungslosigkeit von Menstruationsanomalien bei Psychosen; man eliminierte also die Menstruation aus der Ätiologie psychischer Erkrankungen. Jedoch nicht von allen In einer bestimmten Gruppe von Psychosen wirkte die Menstruation nach wie vor als Hauptmoment. Dieser Gruppe werden wir in den folgenden Publikationen unter dem Namen der „Menstruationspsychosen" begegnen.

1877 räumte Nothnagel gründlich mit der Bedeutung der Genitalaffektionen für die Epilepsie auf. Den menstruellen Typus der Anfälle hat Nothnagel namentlich bei den jugendlichen Individuen angetroffen. Konnte er diese längere Zeit beobachten, so verlor sich der menstruelle Typus vollkommen, die Insulte traten zu jeder Zeit ein (vgl. Marotte 1851).

Ebenso führt Jolly (1877) die Menstruationsanomalien bei Hysterie lediglich als Symptom auf. Bemerkenswert ist, daß Jolly, wenn bei einer ohne greifbaren Grund aufgetretenen Amenorrhoe Hypochondrie sich einstellt, die Anwendung der Emmenagoga empfiehlt.

Den ersten Ansatz zur Aufstellung der Menstrualpsychose machte Westphal 1878 mit der Veröffentlichung „einer mit merkwürdiger Beziehung zur Menstruation verlaufenen Geistesstörung. Anklage wegen Mordes der drei eigenen Kinder." Der Sachverhalt ist kurz folgender: Eine Frau tötet ihre drei eigenen Kinder und bringt sich selbst Schnittwunden bei. An die Tat hat Pat. keine Erinnerung. Am Tage des Verbrechens erwartete die Frau die Periode; diese trat erst verspätet nach einigen Tagen ein und blieb dann 10 Monate gänzlich aus. Mit dem Wiedererscheinen der Menses nach dieser Zeit veränderte sich auch die Pat.: Die vorher stille und gedrückte Frau wurde lebhaft, normal. Erinnerung an die Tat war immer noch nicht aufgetreten. Westphal diagnostizierte Melancholie und exkulpierte die Pat.

Aus dem gleichen Jahre (1878) stammen die „Untersuchungen über Irresein zur Zeit der Menstruation" von Krafft - Ebing. Da diese Arbeit der Ausgangspunkt vieler späterer Untersuchungen geworden ist und schließlich zur Aufstellung der „Psychosis menstrualis" geführt hat, soll sie etwas eingehender besprochen werden.

Krafft - Ebing kommt auf Grund seiner Fälle (19) zu dem Schlusse, daß der „normale Menstruationsvorgang an und für sich genügen kann, um das abnorm erregbare Gehirn im Sinne einer akuten Psychose zu beeinflussen". Dieser Vorgang wird durch „vasomotorische Innervationsstörungen" vermittelt, man kann von einer „vasomotorischen Neurose des psychischen Organs" sprechen. Voraussetzung ist dabei, daß der Organismus ein „labiles Gleichgewicht der Innervation" besitzt. Der reflektorische Reiz (von den Genitalien aus) kann dann im Zentralorgan weiter irradiieren und Gefäßgebiete affizieren, die unter normalen

Verhältnissen gar nicht oder wenigstens nicht so intensiv getroffen werden. Dabei betont Krafft - Ebing (1878), daß das menstruale Irresein keine speziellen, der psychischen Sphäre angehörigen Symptome besitzt, die es klinisch als besondere Form des Irreseins charakterisierte. (Eine Auffassung, die Krafft - Ebing 1902 aufgab.)

Die Menstrualpsychose in der Fassung des Jahres 1878 nimmt also nur vom ätiologischen Standpunkt aus eine „allerdings bedeutungsvolle Sonderstellung" ein. Eine Kritik der Fälle und damit der Schlußfolgerungen, die darauf basieren, hat bei den Fällen einzusetzen, bei denen Krafft - Ebing zugibt, daß es „mit der fortdauernden Schädigung des psychischen Organs durch menstruelle Kongestionen und Anfälle zu sekundären Schwächezuständen — allgemeine Verwirrtheit, Blödsinn — kommt". Bei diesen Fällen war, „vielleicht auf Grund der abnehmenden Erregbarkeit des tiefer erkrankten Gehirnes, ein Milderwerden der Anfälle bis zu bloßen Andeutungen solcher zu bemerken". Dieser Ausgang in terminalen Blödsinn wurde in 5 von 19 Fällen beobachtet. Sie sollen in Kürze referiert werden:

S. 80: Beobachtung 9. M, 31 Jahr. Plötzlich ausgebrochene Tobsucht. Pat. hat Teufel im Leibe, von denen sie gewatscht wird. Schwere Bewußtseinsstörung. Salivation. Summarische Erinnerung an die Anfälle. Läppisches Benehmen. In den einzelnen Anfällen ist Pat. reizbar, impulsiv, grimassiert, saliviert.

Die Beziehungen zur Menstruation beruhen auf folgenden Tatsachen: Der beobachtete zweite Paroxysmus setzte 8 Tage vor Eintritt der Periode ein und löste sich bei Beginn der Blutung. Der dritte Paroxysmus ging der Periode um 15 Tage voraus, wurde durch die Blutung coupiert. Die folgenden Erregungszustände haben jede zeitliche Beziehung zu der Periode verloren.

S. 81. Beobachtung 10. K. C. 27 Jahr.

Hier sind die Beziehungen der Psychose zur Menstruation folgende:

1. Die erste beobachtete Menstruation geht ohne Paroxysmus vorüber.

2. Neun Tage vor der nächsten Periode beginnt ein Anfall, der die Periode um 18 Tage überdauert!

3. Am 1. Tag der nächstfolgenden Blutung tritt ein erneuter Anfall ein, der $1^1/_2$ Monate unverändert andauert.

4. Nach 12 Tagen erneuter Anfall von etwa 3 Wochen Dauer im Anschluß an die Periode.

5. Jede Beziehung von Periode und Psychose ist verloren gegangen.

Die restierenden 3 Fälle sind den zitierten ähnlich. Ihnen allen gemeinsam ist die Tatsache, daß bei Beginn einer Erkrankung, die zum Schwachsinn führt, Erregungszustände prämenstruell oder intramenstruell, seltener postmenstruell einsetzen und daß bestehende Erregungszustände durch die Menstruation ihren Abschluß, ihre Lysis finden können. Im weiteren Verlauf der Erkrankung lösen sich diese Beziehungen völlig. Von diesen 5 Fällen ausgehend kann man sagen, daß Krafft - Ebing die tatsächlichen Verhältnisse gerade umgekehrt hat. Nach ihm tritt Schwachsinn ein, weil die menstrualen Kongestionen und Anfälle das psychische Organ fortdauernd schädigen. Wir meinen, daß in solchen Fällen ein destruktiver Hirnprozeß vorliegt, der beim männlichen und weiblichen Geschlecht zum Schwachsinn führt. Das Anknüpfen von Paroxysmen an die Periode bei Frauen ist eine sekundäre Erscheinung.

Diese 5 Fälle können wir heute einigermaßen beurteilen, da der Ausgang uns auf den richtigen Weg führt.

Bei den übrigen 14 Fällen, die in Genesung ausgingen, ist eine Kritik nach den vorliegenden Mitteilungen nicht möglich. Man wird jedoch den Zweifel nicht unterdrücken können, ob es sich nicht auch hier um Psychosen oder Psychopathien handelt, die während eines Abschnittes ihres Verlaufes oder ihrer Dauer mehr weniger sichere Beziehungen zur Menstruation aufweisen.

Im wesentlichen auf demselben Standpunkt wie Krafft - Ebing steht Schüle (1880), dem wir später nochmals begegnen werden. Schüles Auffassung nach ist die Verlaufsweise des menstruellen Irreseins bedingt durch die „Bildungsgesetze eines krankhaften, veränderten psychischen Hirnlebens und durch den Eingriff einer physiologischen Körperphase." Das Entscheidende ist der durch die Ovarialnerven sekundär hervorgerufene Erregungszustand des Gehirnes. Die Heredität gibt Schüle für seine Fälle zu zwei Drittel an. Auch Schüle hat den Übergang der Menstrualpsychose in chronisches Irresein beobachtet.

Bei Forel verfaßte 1883 eine Ärztin, Powers, eine Arbeit über menstruelle Psychosen. Powers kennt Krafft - Ebings Veröffentlichung aus dem Jahre 1878; sie glaubt, die Anschauungen des Autors müßten etwas „eingeschränkt" werden. Powers hat ihre Fälle nur kurz mitgeteilt. In der Hauptsache besteht das Krankenjournal nur aus „Erregungszustand" und „Menstruation". Einige Beispiele seien zitiert:

Fall 2. S. 10. Frl. S. $18^{1}/_{2}$ Jahr.

Nach der Anamnese hat Pat. zwei menstruelle Erregungszustände durchgemacht. In der Anstalt wurde beobachtet:

1. Ein Erregungszustand mit fehlender Menstruation.

2. Ein Erregungszustand, der 13 Tage vor der Periode einsetzte und bis zu Beginn der Blutung abgeklungen war.

3. Zwei Menstruationstermine, die frei von jedem Paroxysmus sind.

Das Zustandbild war nach Powers ein manisches, doch nötigten die „engen Beziehungen" zwischen Periode und Psychose zur Annahme einer Menstrualpsychose.

Fall 9. Frl. M. 20 Jahr.

Pat. erzählte, daß sie zur Zeit der Periode Anfälle habe. In der Klinik hielt sich Pat. 5 Tage auf, die ohne Störung vorbeigingen. Powers nennt das einen „abortiven Fall" von Menstrualpsychose.

Die übrigen Fälle, die den zitierten durchaus gleichen, darf ich wohl übergehen.

Als theoretische Forderungen an eine Menstrualpsychose stellt Powers auf:

1. Die Paroxysmen müssen regelmäßig und nachweisbar mit der Menstruation (Ovulation) in Zusammenhang stehen.

2. Die Intervalle müssen frei sein.

3. Es darf der Anfall nicht aus einfachen, bei nervösen Frauen häufig vorkommenden, leichten Störungen bestehen, sondern es muß die Psychose wohl charakterisiert sein.

Diese Forderungen werden sofort widerrufen in den „Übergangsformen". Darunter versteht Powers:

1. Solche Formen, welche zwar periodisch auftreten, aber nicht immer den Termin der Menstruation einhalten und bei welchen somit die Paroxysmen auf andere Weise als durch den Ovulationsreiz entstehen können.

2. Fälle, bei welchen die Intervalle unfrei sind und die Menstruation nur akute Exacerbationen hervorruft.

3. Abortivformen, die zwar regelmäßig menstrual sind, aber kaum die Höhe einer Psychose erreichen.

Die Übergangsformen sind derart gefaßt, daß „jeder Fall von menstrueller psychischer Störung, welcher eben nicht jenen (an erster Stelle aufgeführten) drei Erwartungen vollkommen entspricht, in eine derselben eingereiht werden kann".

Die Erscheinungsformen der Menstrualpsychose sind:

1. Abortive Fälle von menstrualem Irresein.

2. Übergangsformen zwischen periodischer Menstrualmanie und Mania simplex.

3. Zirkuläres menstruales Irresein.

4. Übergangsformen von zirkulärem Irresein, verbunden mit konträrer Sexualempfindung.

5. Stupidität, kataleptisches menstruales Irresein in Form von pathologischen Schlafzuständen.

Algeri (1884) untersuchte das gesamte psychiatrische Material von Reggio-Emilia auf das Verhalten der Menstruation hin. Er kam zu den folgenden Ergebnissen:

1. Das Eintreten der Menstruation ist bei Psychosen oft unregelmäßig, was besonders deutlich bei Melancholie und Manie hervortritt, weniger deutlich bei der Dementia.

2. Es besteht ein genügend deutlicher Zusammenhang zwischen Aufregungsperioden und der Menstruationszeit, solche Beziehungen treten am deutlichsten in den periodischen Psychosen hervor.

3. Im allgemeinen lassen sich menstruelle Exacerbationen bei den Psychosen konstatieren.

Bartel (1887) vermehrte die bisher erschienenen Fälle von Menstrualpsychosen um einen neuen. Der Fall ist dadurch besonders ausgezeichnet, daß er unter fast tausend geisteskranken Frauen der einzige ist, der Bartel typisch erschien. Ich möchte das, was Bartel bei der Schlußbetrachtung als typisch für seinen Fall ansieht, gerade gegen den Fall als Menstrualpsychose anführen: Die „freien Intervalle" variieren in ihrer Dauer von 3—18 Tagen. Diese Intervalle sind abwechselnd ganz frei, dann einmal nur „relativ", manchmal „fließen zwei Erregungszustände ineinander über, ohne ein Intervall zu haben".

„Weiterhin findet jene hierher gehörige, schon früher erkannte Erscheinung ihre Bestätigung, daß sehr oft die Anfälle mit ihrer häufigen Wiederkehr länger werden und schließlich, wenn der vorhergehende menstrual bedingte psychische Erregungszustand noch fortdauert, wenn der nächstfolgende bereits anhebt, ineinander übergehen können; auch hier drohte im Verlauf der Psychose „in nicht zu verkennender Weise" der Ausgang in ein chronisches kontinuierliches Irresein."

Die Analogie mit den Fällen von Krafft-Ebing leuchtet ein.

Die Wirkung des Ovulationsreizes erhellt aus folgender Krankengeschichte:

Pat. machte eine Schwangerschaft durch, die ohne geistige Störung verlief. Bartel erklärte dies durch die ausgefallene Ovulation (S. 37). Nach der Entlassung wurde Pat. abermals gravida und erlitt während der Schwangerschaft ein Rezidiv der Psychose. Diesmal rechnet Bartel aus, daß das Rezidiv genau 14 Tage vor der Zeit auftrat, in welcher ohne Schwangerschaft die Periode eingetreten wäre! (S. 46).

Schließlich schildert Bartel noch einen Fall, dem er den Namen „pseudomenstruelles Irresein" gibt. Er sei kurz zitiert:

Pat. ist 45 Jahre alt und hat sich selbst verstümmelt. Anamnestisch ist zu erheben, daß Pat. bis zum Eintritt ins Klimax gesund war. Im Klimakterium stellten sich bei ihr im früheren menstruellen Typus Angstzustände, Wallungen, Schwindel ein. Während der Beobachtung verfiel Pat. sehr rasch dem Schwachsinn, zeigte stuporöse Apathie, antwortete nur auf 3 Fragen, war gemütlich vollkommen stumpf, äußerte Verfolgungsideen. Manchmal wütende Gereiztheit.

Forensisch interessant sind zwei Fälle von Brouardel (1888), die sich den früheren anschließen.

Ein Kindermädchen, Henriette C., 15 Jahr alt, tötete auf einem Spaziergang das ihr anvertraute zweijährige Kind. An dem Tage der Untat waren bei ihr zum erstenmal die Menses eingetreten. Dies Moment führte zur Exkulpation.

Im Fall 2 trat die erste Menstruation bei einem Mädchen verspätet auf. Während des Blutflusses tötete das Mädchen ein Nachbarkind. Bei der Festnahme behauptete es, keine Erinnerung an die Mordtat zu haben. Bei der Beobachtung von 2 Menstruationsterminen stellte man jedesmal „Melancholie" bei dem Mädchen fest. Für die Tat bestand immer noch Amnesie.

1889 gab Icard das umfangreiche Werk: „Contribution à l'étude de l'état psychique de la femme pendant la période menstruelle" heraus. Des Verfassers Standpunkt charakterisiert ein Ausspruch, den er gegen Ende seiner Untersuchungen tut (S. 255): „Der Vorgang der Mentruation kann geistige Zustände schaffen, die von dem leichtesten Unwohlsein bis zur Geisteskrankheit führen". Nur wenige Krankengeschichten seien hier angeführt:

Eine Dame hatte ohne greifbare Ursache im Monat Juni die Periode nicht bekommen. Allein die Erinnerung an diesen Zufall, ohne allen andern Grund, bewirkte, daß die Dame 4 Jahre lang im Monat Juni keine Periode hatte, während in den anderen Monaten die Menses regelmäßig eintraten! (Revillod).

Beob. 82. 17jähriges Dienstmädchen. Nach ihrer Angabe wird sie beständig von einer Stimme verfolgt, die ihr anbefiehlt, Brandstiftungen zu begehen und sich zu töten. Als sie zum erstenmal Brand gelegt hatte, hatte sie ruhig und voller Freude zugesehen, wie das Feuer um sich griff; das zweitemal fühlte sie sich gezwungen, selbst Lärm zu machen; unmittelbar nachher versuchte sie, sich zu erhängen. Man konnte bei ihr keine geistige Störung nachweisen; jedoch litt sie seit dem 14. Jahre an Krämpfen, die sich später als epileptische herausstellten. Die Anfälle, die sich zur Zeit der fließenden Menses einstellten, waren am heftigsten.

Vor der Brandstiftung hatte sie einen schweren Anfall gehabt, dem Anfall war große Angst vorausgegangen.

Man wandte sich an die medizinische Fakultät in Leipzig. Diese hob die Angst und die epileptischen Anfälle hervor, die zu jeder Menstrualepoche hervortraten, und exkulpierte die Kulpantin.

Beob. 90. Eine 31jährige Witwe empfindet, daß ihr Monatsfluß unregelmäßig wird. Sogleich ergab sie sich dem Trunke und zeigte alle Symptome der Hystero-Epilepsie. Medikamente waren erfolglos. Man riet ihr zur Wiederverehelichung. Sie verheiratete sich mit einem jungen, feurigen Manne, wurde bald schwanger und genas vollständig (Lanzonius 1691).

Beob. 152. Mädchen, 20 Jahr. Ist im Dienst bei Voisin in der Salpêtrière. Sie wird bei jeder Menstruation hochgradig sexuell erregt, was ihrer guten Erziehung widerspricht. Voisin versetzte sie Temp. mensium in Hypnose und gab ihr Suggestionen, die gegen die sexuelle Erregtheit gerichtet waren. Die Behandlung war erfolgreich (1888).

Es wird niemand wundern, wenn Icard im letzten Teil seiner Arbeit weitgehende Rücksichtnahme auf die Generationsvorgänge, besonders auch auf die Menstruationszeit verlangt. Er mahnt eindringlich davor, eine Frau als Zeuge, als Angeklagte, als Gefangene zu vernehmen, ohne die Menstruationsverhältnisse zu berücksichtigen.

Ebenso schließt Icard die Frau von öffentlichen Berufen aus, da auf eine so leicht aus dem Gleichgewicht gebrachte Psyche kein Verlaß sei.

1891 äußerte sich Schüle, dessen Anschauungen wir früher schon kennen gelernt haben, nochmals zur Menstrualpsychose in seinem interessanten Aufsatz über den „Einfluß der sogenannten Menstrualwelle auf den Verlauf psychischer Hirnaffektionen".

Bei einer 18 jährigen zirkulären Pat. wechselten laut Anamnese regelmäßig 14 tägige Phasen manischen mit 14 tägigen Phasen depressiven Verhaltens ab. Der Umschlag erfolgte stets an einem Menstruationstermin resp. im Intermenstruum. Die Aufnahme erfolgte am 27. Dezember 1885. Pat. bot ein manisches Zustandsbild. Vom Januar und Februar fehlen Angaben über die Pat. Am 7. März 1886 trat die Periode ein, mit ihr ein Umschlag in die Depression. Die Periode am 7. März war die einzige, die während der Beobachtung auftrat. Dabei erstreckte sich die Beobachtungsdauer vom Dezember 1885 bis März 1887.

Das die Tatsachen.

Schüle überlegte nun: Die Anamnese zeigt regelmäßig 14 tägiges Alternieren von manischen und depressiven Phasen. Zusammen ergibt das 28 Tage, also eine Menstruationsepoche, die in der Mitte eine Zäsur zeigt. Nach Goodmann vollzieht sich im Intermenstruum der Umschlag der negativen Biologie des Weibes in die positive, also könnte im Intermenstruum auch die Depression zur Manie werden. Ein Anhaltspunkt dafür ist die beobachtete Tatsache, daß einmal tatsächlich (März 1886) die Periode die bestehende Manie in Depression verwandelte. In der Folge war jedoch Pat. vollkommen amenorrhoisch! Da half die Kenntnis aus der Anamnese weiter. Wußte man doch, daß Pat. regulär 14 tägig sich veränderte. Man brauchte also nur 2 Phasen zusammenzählen, um den Zeitpunkt der Periode zu haben.

Dies die theoretischen Erwägungen.

Die tatsächliche Beobachtung ergab die folgenden Zahlen:

1. 13	1. 13
2. 13, 15	2. 28
3. 1, 3, 3, 4, 3, 2, 2, 4, 2, 3	3. 27
4. 11, 15	4. 26
5. 28	5. 28
6. 18, 14	6. 32
7. 14, 15	7. 29
8. 18, 25	8. 43
9. 25, 14	9. 39
10. 16, 9, 9	10. 34
11. 4, 12, 11	11. 27
12. 26	12. 26.

Auf der linken Seite steht die Anzahl der Tage in Ziffern, nach welchen der jedesmalige Umschlag von Depression und Manie eintrat. Auf der rechten Seite steht die Summe der entsprechenden Zahlen von links. Die Summe soll jedesmal einer supponierten Menstrualepoche entsprechen mit Ausnahme der ersten Zahl 13, die nur die Hälfte einer solchen Epoche bedeutet. Diese Zahlen sprechen für sich selbst.

Nicht unerwähnt soll bleiben, daß Schüle, um seine Theorien zu retten, von einer pathologisch abgeänderten Welle (Goodmann, Reinl) spricht.

Bei dem Fall 2 und 3, den Schüle noch anführt, kann man in derselben Weise mit Schüles eigenen Zahlen ebensoviel gegen als für die Auffassung des Autors beweisen.

Wir müssen es also für diese Fälle ablehnen, von dem „psychischen Status als einer Funktion der Wellenlinie des Weibes" zu reden.

Nur streifen möchte ich die Veröffentlichung von Wollenberg (1891) über periodisch auftretende Geistesstörungen. Die erste Beobachtung trägt die Überschrift: Mädchen von 25 Jahren. Geringe hereditäre Belastung. Anfangs Januar 1889 plötzlicher Ausbruch einer Manie. Aufnahme auf die Irrenabteilung am 13. Februar 1889. Nach 14 Tagen vorübergehende Beruhigung, dann periodische

Wiederkehr der maniakalischen Erregungszustände. Deutliche Beziehung derselben zu den Menstruationsterminen. Prämenstrueller Typus. Meist keine ganz freien Intervalle (leichte Depression). Weitgehende Besserung nach etwa 20 monatlicher Dauer bei großen Gaben von Bromkalium (Heilung?).

Bei der Pat. schwankt die Zeit vom Beginn der Erregung bis zum Eintritt der Periode von 8—26 Tagen. Die Intervalle sind meist nicht frei. Wollenberg rechnet diesen Fall den Menstruationspsychosen zu.

Verlassen wir für kurze Zeit die eigentlichen Psychosen, um die Menstruationsstörungen bei der Basedowschen Erkrankung kennen zu lernen.

Nach Möbius (1891) ist Amenorrhöe bei Basedowerkrankungen sehr häufig. Zuweilen leitet dieses Symptom die Krankheit ein und schwindet, wenn Wendung zum Besseren eintritt. Es gibt jedoch nicht selten Fälle, in denen die Menstruation vollkommen ungestört bleibt. Die Amenorrhöe bei Basedow wäre wohl mit den abnormen Sekretionsverhältnissen der Schilddrüse in Verbindung zu bringen; doch kann sie auch in eintretender Atrophie der Genitalien ihren Grund haben. So zeigte die 29jährige Pat. von Kleinwächter Schwund der Brüste, Haarausfall, Schwund der Genitalien.

Kehren wir nach dieser Abschweifung zum eigentlichen Thema zurück.

Schäfers Untersuchungen aus Jena (1894) ergaben, daß bei mittelschweren und schwersten Formen der Melancholie in der Regel im Verlaufe der Krankheit die Menses zessieren; hingegen sind die Menses bei den leichten Melancholiefällen, bei den einfach melancholischen Verstimmungen ungestört. Ebenso beeinflussen leichte und mittelschwere Manien die Regelmäßigkeit des Menstruationsvorganges nicht, während auch hier die schwersten Formen Cessatio mensium aufweisen.

Bei fünf zirkulären Kranken konnte Schäfer in sechs depressiven Phasen Amenorrhoe feststellen, während sechs exaltative Phasen ohne Störung der Menstruation verliefen. Bei dem primären Stupor, dem Erschöpfungsstupor, der primären, heilbaren Demenz setzte 13 mal von 15 Fällen die Psychose mit Cessatio mensium ein. In der Rekonvaleszenz in der Klinik zeigten sich die Menses wieder in 10 Fällen.

Im Prodromal- und Initialstadium der Dementia paralytica hat Schäfer die Menses ungestört gefunden, während im weiteren Verlauf der Paralyse die Menses zessierten. Schäfer legt Wert darauf, die Menstruation in Parallele zu anderen körperlichen Funktionen zu setzen (Stoffwechsel, vasomotorische Innervation, Ernährung, Puls). Er behauptet, daß die „Menstruation gleich andern körperlichen Funktionen in gewisser gesetzmäßiger Weise von den einzelnen Psychosen abhängig ist".

Schäfer hat wohl erstmals diesen Vergleich ausgesprochen und vor allem konsequent durchgeführt.

Die Arbeit von Kowalewski 1894 bringt nichts Neues. Ähnlich wie Krafft-Ebing und Powers fordert er von der Menstrualpsychose Periodizität, kurze Dauer, Ähnlichkeit der einzelnen Anfälle. Auch die klinischen Erscheinungsformen (Melancholie, Manie, Amentia, impulsives Irresein) sind schon lange beschrieben.

1894 machte Friedmann Mitteilung über „primordiale menstruelle Psychosen" oder „menstruale Entwicklungspsychosen". Er versteht darunter Psychosen, die an der Schwelle der Pubertät auftreten und von denen er annimmt, daß sie mit Störungen in der Entwicklung der Menstruation zusammenhängen oder selbst durch sie bedingt sind. Friedmann führt zwei selbstbeobachtete Fälle an.

Im 1. Fall handelt es sich um ein 14$\frac{1}{2}$ jähriges Mädchen; Belastung fehlt. Vor 3 Monaten war die erste genitale Blutung ohne jede Besonderheit aufgetreten, seitdem war die Periode nicht wieder erschienen. Vom 16. bis 22. April machte das Mädchen einen Verwirrtheitszustand durch, wurde dann psychisch frei, um vom 15.—30. Mai abermals verwirrt zu werden. Am 19. Mai zeigte sich eine Genitalblutung. In weiteren drei beobachteten Monaten blieb das Mädchen gesund.

In der 2. Beobachtung war das $15^1/_2$ jährige Mädchen noch nie menstruiert. Pat. erkrankte im Januar 1893. Sie war ängstlich, traumverloren, weinte krampfhaft, zeigte psychisch und motorisch ausgesprochene Hemmung. In den folgenden 9 Monaten konnte Friedmann mehr minder regelmäßig Änderungen im Zustandsbild beobachten. Im November trat erstmals die Periode ein; von da an blieben die Anfälle aus. Wie schon oben gesagt, führt Friedmann die geistigen Störungen vor und in der Pubertät auf das Aktivwerden der Geschlechtstätigkeit zurück. Er hofft dadurch einen Beitrag zur Scheidung der Pubertätserkrankungen geleistet zu haben. Kraepelin vermutet, daß es sich bei Friedmanns Fällen um den ersten Beginn zirkulärer Erkrankungen handelt.

Thoma, ein Schüler von Schüle, beschrieb eine „Menstrualpsychose mit periodischer Struma und Exophthalmus". Thomas Definition der Menstrualpsychose lautet: „Bei einer Menstrualpsychose müssen jeweils dieselben psychischen Anomalien, die sonst nicht notwendig in dem Krankheitsbild enthalten sein müßten, mit derselben Menstruationsphase zusammenfallen, resp. immer wiederkehren."

Die Krankengeschichte ist nur kurz mitgeteilt. Pat. geb. 1866, war 1884/85 ein Jahr lang zum erstenmal in Illenau. Sie war damals an einem Stupor mit Depression erkrankt. Der Zustand zeigte nur wenige Schwankungen. Er ging schließlich nach einer „moriaartigen" Phase in Genesung über.

Damals wurde nicht auf die Menstruation geachtet.

Oktober 1892 zweite Aufnahme.

Körperlich bot Pat. einen mäßig großen Parenchymkropf und Exophthalmus. Herztöne rein, Puls 72. Psychisch war Pat. stupurös-apathisch. November und Dezember 1892 wechselte das Verhalten der Pat., die Menses zessierten. Januar 1893 zeigten sich die Menses wieder.

„Von da ab begann ein regelmäßiger Wechsel zwischen Stupor und Erregung."

Das ist im wesentlichen die Krankengeschichte.

Aus den beigefügten Tabellen kann man ersehen, daß in der zweiten Hälfte des Intermenstruums koinzidieren: 1. Erregung; 2. Abschwellen der Thyreoidea (Halsumfang 36,5); 3. Abnehmen des Exophthalmus. In der ersten Hälfte des Intermenstruums war die Kranke stuporös-depressiv, die Thyreoidea vergrößerte sich (Halsumfang 38,5), der Exophthalmus nahm zu.

Zur Erklärung dieser merkwürdigen Phänomene nimmt Thoma für die Dauer des Stupors venöse Stase im Gefäßsystem an, während die Erregung von arterieller Hyperämie begleitet ist. Stase und Hyperämie werden auf die entgegengesetzte Innervation der Gefäße in der 1. und 2. Hälfte des Intermenstruums zurückgeführt (Goodmann).

Der Jurist Groß (1898) wertet den Einfluß der Menstruation auf die Psyche der Frau hoch. Er unterscheidet, ob die Menses zur Zeit der kriminellen Handlung oder zur Zeit der Aussage fließen und mahnt in beiden Fällen zu großer Vorsicht in der Beurteilung der Handlung oder Aussage. Mit Lombroso glaubt Groß, daß das Weib zur Zeit der fließenden Katamenien zum Zorne und zur Lüge geneigt ist.

Wernicke (1900) spricht sich nur kurz über Menstrualpsychose aus. Einen „gewissen, wenn auch etwas unbestimmten" Einfluß der Menstruation auf Entstehung und Ablauf der Psychose konnte er öfters bei der „hyperkinetischen Motilitätspsychose" konstatieren. Er teilt einen solchen Fall mit:

33 jährige Schneiderin. In den letzten Jahren litt Pat. an Menstruatio nimia. Seit 8 Jahren war Pat. zur Zeit der Periode auffällig reizbar und empfindlich. 8 Wochen vor der Aufnahme hatte Pat. einen zweitägigen Tobsuchtsanfall durchgemacht, der durch Eintritt der Menses koupiert wurde. Folgende Menstruation verlief ohne psychotische Zustände. Die darauf folgende Menstruation rief jedoch wieder einen Tobsuchtsanfall hervor, der Aufnahme in die Klinik nötig machte. Die Menses koupierten diesmal den Anfall nicht.

Lebhaft an die Fälle von Friedmann erinnert die folgende Beobachtung von Wernicke:

Ein 15 jähriges Mädchen war noch nicht menstruiert, hatte aber wiederholt in etwa vierwöchentlichem Turnus „vasomotorische Symptome ernster Art" geboten. Wernicke nahm einen Zusammenhang mit dem verspäteten Eintritt der Menstruation an. Er setzte an die Innenseite beider Oberschenkel Blutegel an, worauf sich die Periode einstellte und die Anfälle schwanden (32. Vorlesung).

Der Forscher, der am konsequentesten die „Wellentheorie" Goodmanns in der Psychiatrie durchführte, war Hegar (1901). Schon zwei Jahre vorher hatte er Untersuchungen über die Temperatur weiblicher Geisteskranken veröffentlicht. Er hatte damals auch in der Psychose prämenstruellen Anstieg der Temperatur, Abfall im ersten Teil des Intermenstruums und erneutes Ansteigen im zweiten Teil desselben, kurz gesagt, die Wellenlinie feststellen können.

Ebenso wie Goodmann diese Wellenbewegung als biologisches Gesetz beim Weibe ansah, wobei die Menstruation nur eine untergeordnete Rolle spielte, sucht jetzt auch Hegar als erster bei den Menstruationspsychosen die Menstruation als Hauptmoment zu eliminieren, um an ihre Stelle die allgemein biologische „Welle" zu setzen.

Im Sinne von Hegar würde man nun nicht mehr von „Menstruationspsychosen", sondern von „Wellenpsychosen" (sit venia verbo!), von Psychosen mit wellenförmigem Verlauf reden. Immerhin bleibt jedoch nach wie vor die Tatsache bestehen, daß die Menstruation das sinnenfälligste und greifbarste Zeichen ist, von dem aus der Beobachter ausgehen kann.

Der Studie über die „periodischen Geistesstörungen" von Pilcz (1901) entnehme ich folgende für unser Thema wichtigen Angaben.

Zur Illustration der „Psychopathia sexualis periodica" führt Pilcz den Fall Anjel an (S. 128):

„Erblich schwer belastete Frau, nahe dem Klimakterium. In der Jugend und als Frau oft Anfälle von Petit mal. Vor mehreren Jahren nach Gemütsbewegungen der erste hystereopileptische Anfall, gefolgt von einem mehrwöchentlichen postepileptischen Irresein. Nach dessen Verlauf mehrere Monate hartnäckige Isomnie, welche durch eine entsprechende Kur beseitigt wurde. Seither jeweils menstruell ein Zustand von Schlaflosigkeit und mit dem Drange, Knaben unter 10 Jahren an sich zu locken und deren Geschlechtsteile zu berühren. Eine geschlechtliche Neigung zu einem Manne empfand sie während dieser Zeit durchaus nicht und selbst der Gedanke daran war ihr unangenehm. Die Pat. sprach, solange dieser Zustand anhielt, höchst ungeniert über denselben, während sie intervallär ängstlich jedes Gespräch, das darauf Bezug hatte, mied, und dieser Trieb selbst auch verschwunden war."

Die Menstruationspsychosen rechnet Pilcz zu den sekundär ausgelösten Psychosen. Von ihnen gibt er die Definition: „Zur Auslösung der Psychose genügt die vorhandene eigenartige psychopathische Disposition an sich nicht, um die Psychose hervorzurufen, sondern es bedarf jeweils eines peripheren, reizabgebenden Faktors, um die einzelnen Anfälle auszulösen".

Die Menstruationspsychosen haben noch ganz spezielle Charakteristika: „Es

— 18 —

handelt sich hierbei um episodisch auftretende Geistesstörungen, welche streng an die Zeit und den Vorgang der Menstruation resp. der Ovulation gebunden sind. Das krankhaft disponierte Gehirn (durch Heredität, Schädeltrauma, Gehirnnarben) reagiert reflektorisch infolge Reizung der Ovarialnerven mit einem psychotischen Anfall. Das Gemeinsame aller Menstrualpsychosen ist nur die Ätiologie und klinisch die enge Zusammengehörigkeit mit dem Ovulationsvorgang."

Interessant sind die Ausführungen, die Pilcz über die Menstruationsverhältnisse bei periodischen Erkrankungen macht. Er schickt die Bemerkung voraus, daß es eine der bestfundierten und längst bekannten Erfahrungstatsachen der klinischen Psychiatrie ist, daß „jede akute Geistesstörung mit schweren Störungen der Menstruation, allermeist mit vollständiger Amenorrhöe einhergeht, welch letztere erst wieder bei Heilung der Psychose oder bei Übergang derselben in einen stationären Zustand (sekundäre Demenz) einem geregelten Menstruationsvorgange weicht".

Nach den Erfahrungen von Pilcz gilt dies Gesetz für die periodischen Erkrankungen nicht.

Bei 8 von seinen 9 Fällen blieb die Menstruation in der depressiven und in der manischen Phase ungestört. Zwischen Menstruation und Psychose bestand keine Beziehung. Zu seinen eigenen Beobachtungen fügt Pilcz die Fälle aus der Literatur, bei denen das Verhalten der Menstruation registriert ist. Er konnte 55 zirkuläre Erkrankungen sammeln. Das zahlenmäßige Ergebnis war:

In 60% der Fälle war die Menstruation ganz ungestört.

In 16% trat die Menstruation ein, war jedoch nicht regelmäßig.

In 9% bestand jedesmal für die ganze Dauer der Erkrankung Amenorrhöe.

In 7% fehlte die Menstruation nur während der Depression, während sie in der manischen Phase und im Intervall regelmäßig eintrat.

Dieses Verhalten der Menstruation bei den periodischen Psychosen läßt Pilcz zu folgendem Schluß kommen: „Handelt es sich um ein depressives Zustandsbild, so läßt dauernde Amenorrhoe mit einiger Wahrscheinlichkeit an eine einfache Psychose denken; das regelmäßige Vorhandensein der Menses aber spricht mit größerer Wahrscheinlichkeit für den periodischen Charakter der Geistesstörung. Bei einem manischen Zustande fällt das Zessieren oder der ungestörte Fortgang der Regeln in dem oben ausgeführten Sinne noch mehr ins Gewicht".

Das Verhalten der Menstruation bei periodischen Psychosen würde also nach Pilcz als differentialdiagnostisches Moment in Betracht kommen.

Gaupp führte 1901 den Nachweis, daß die Dipsomanie eine epileptische Erkrankung ist. Gaupp lehnt die spezielle „Dipsomania menstrualis", wie sie bei Icard, Hohnbaum, Krafft-Ebing beschrieben ist, im Prinzip ab. Er sagt: „In den wenigen Fällen, in denen es sich um wirkliche menstruelle (oder klimakterische) Dipsomanie handelt, dürfen wir wohl annehmen, daß hier die Geschlechtsvorgänge dieselbe auslösende Rolle spielen wie bei andern Äußerungsformen der Epilepsie. Gibt es doch viele epileptische Frauen und Mädchen, bei denen Menstruation oder Klimakterium mit den Zeiten der Anfälle zusammentreffen. Wir halten deshalb mit Magnan die Aufstellung einer menstruellen oder klimakteriellen Dipsomanie für überflüssig."

Der Ausbau seiner früheren Arbeit über menstruales Irresein (1878) ist die klinische Studie „Psychosis menstrualis" von Krafft-Ebing aus dem Jahre 1902. Unter Berücksichtigung der seither erschienenen Literatur behandelt Krafft-Ebing den Gegenstand in 4 Abschnitten.

Im 1. Teil der Arbeit fügt Krafft-Ebing den Beobachtungen Friedmanns und Schönthals über die „primordiale Entwicklungspsychose" fünf weitere Fälle hinzu. Meist sind es manische oder depressive Zustandsbilder, die mit der Periode sich ändern. Daß die Menstruation auch mitunter ohne Einfluß auf die Psychose ist, zeigen die Beobachtungen 6, 7, 9 eine Tatsache, die immerhin bei dem von Krafft-Ebing postulierten Zusammenhang dieser Psychose mit der Menstruation nicht ohne Bedeutung ist.

Der 2. Abschnitt erörtert die „Ovulationspsychosen". Charakteristika dieser Psychose sind:

1. Sie wird hervorgerufen durch den Ovulationsvorgang, fällt also mit dem Termin der Ovulation zeitlich zusammen.

2. Sie schwindet mit dem Wegfall der Ovulation.

3. Obwohl an die Ovulation gebunden, kann sie solche wochenlang überdauern.

4. Es kann auch eine „Continua" entstehen, wenn die Erregungsvorgänge und Zirkulationsstörungen im Gehirn, welche den Anfall bedingen, bis zum nächsten Ovulationstermin ihre Ausgleichung nicht finden können. Es kann auf die Weise Ausgang in Unheilbarkeit entstehen.

5. Die Regel sind Rezidive.

Eine Kritik dieser theoretischen Forderung hätte vor allem gegen die Verwendung des Begriffes „Ovulation" zu protestieren. Zu welchem Zeitpunkt und wie oft die Ovulation eintritt, wissen wir nicht genau. Annahme ist, daß in der Regel wenige Tage vor Eintritt der Blutung ein Eifollikel zum Bersten kommt. Da ein auf die Ovulation zu beziehender Paroxysmus nach Krafft-Ebing die Ovulation resp. die sichtbare Menstruation wochenlang überdauern, ja eine „Continua" über die folgende Periode hinweg bilden darf, andererseits die Menstruation normaliter alle 4 Wochen eintritt, so ist es vollkommen der Willkür des einzelnen überlassen, während einer Psychose auftretende Erregungszustände auf die Menstruation (Ovulation) zu beziehen. Will man eine Beziehung finden, so wird das stets möglich sein.

Noch weiter gefaßt und damit noch undeutlicher wird die Ovulationspsychose durch die Trennung in einmaliges, rezidivierendes und periodisches Auftreten. Die von Krafft-Ebing aufgeführten Krankengeschichten illustrieren das Gesagte. Erwähnen möchte ich noch, daß von 36 Pat. mit überschaubarem Krankheitsverlauf 25 gesund wurden und daß bei 11 die Psychose in Demenz überging.

Bei den pathogenetischen Erörterungen, S. 72, legt Krafft-Ebing den Schwerpunkt auf den dauernden Faktor der Belastung und auf die temporäre bedeutende Erregbarkeitssteigerung des Gehirnes während des prämenstruellen Abschnitts der Welle. Gerade diese Formulierung der Pathogenese könnte man gegen die Bezeichnung der geistigen Ausnahmezustände zur Zeit der Menstruation als „Psychosis menstrualis" verwenden. Denn: Wenn eine Frau ein Rectum-Carcinom hat, so wird der normale Defäkationsvorgang Schmerzen bereiten. (Tenesmus). Wenn eine Frau ein dauernd minderwertiges Nervensystem hat, so wird der normale Menstruationsvorgang ebenfalls von abnormen Sensationen begleitet sein. Im ersten Falle liegen die Verhältnisse grob mechanisch vor uns, sind gut übersehbar; es fällt hier niemand ein, die Krankheit Tenesmus zu nennen und zu sagen, die Pat. ist an Tenesmus gestorben.

Im zweiten Falle sind die Verhältnisse ungleich kompliziertere, das Schema ist gleich. Man kann also die Krankheit nicht Ovulationspsychose nennen und sagen, die Pat. ist infolge der durch die Ovulation bedingten Symptome blödsinnig geworden.

Im ersten Fall starb die Pat. am Carcinom, im zweiten wurde die Pat. geistesschwach infolge eines irreparablen, destruktiven Hirnprozesses, der bei Mann und Weib in gleicher Weise auftreten kann.

Im dritten Abschnitt hat Krafft-Ebing die „epochale Menstruationspsychose", die wir bei Hegar, Schüle, Thoma gefunden haben, mitaufgenommen.

Der letzte Abschnitt ist der forensischen Bedeutung des Menstruationsvorganges gewidmet. In ihm findet sich folgende Schilderung des relativ normalen, menstruierenden Weibes (S. 93): „Das menstruierende Weib hat Anspruch auf die Milde des Strafrichters, denn es ist „unwohl" zur Zeit der Menses und psychisch mehr oder weniger affiziert. Abnorme Reizbarkeit des Gemütes bis zu unbeherrschbaren, selbst pathologischen Affekten, krankhafte Verstimmungen, Angstgefühle sind gewöhnliche Erscheinungen. Unverträglichkeit mit dem Gatten, mit dem Gesinde, üble Behandlung der sonst geliebten Kinder bis zu Mißhandlungen, Zornexplosionen, Ehrenbeleidigungen, Hausfriedensbruch, Unbotmäßigkeit gegen Amtspersonen, Eifersuchtsszenen gegenüber dem Mann, Bedürfnis nach Alkoholicis auf Grund dysmenorrhoischer Beschwerden, akut neurasthenischer und Angstzustände, sind der Alltagserfahrung entlehnte Vorkommnisse bei unzähligen weiblichen Individuen, die als reiz- und streitbare Naturen, in ihrem „Sturm" unter Umständen wahre Furien und Xantippen, gemieden und gefürchtet sind, intervallär als brave Gattinnen, zärtliche Mütter sowie als angenehme Elemente in der Gesellschaft erscheinen können."

Soweit das immerhin noch normale Weib.

Bei bestehenden Neurosen und Psychosen können die menstruellen Exacerbationen zu Forenses führen, ebenso die „verschiedenen Formen des menstrualen Irreseins".

Krafft - Ebings Thesen für die forensische Beurteilung von tempore mensium zustandegekommenen Delikten lauten:

1. Die geistige Integrität des menstruierenden Weibes ist forensisch fraglich.

2. Es erscheint geboten, bei weiblichen Gefangenen festzustellen, ob die inkriminierte Tat mit dem Termin der Menstruation zusammenfiel.

Als Termin der Menstruation sind nicht bloß die Tage des Blutflusses anzunehmen, sondern auch die den menstrualen Fluß einleitenden und ihm folgenden Tage.

3. Exploratio mentalis erscheint rätlich bei Koinzidenz von Tat und Menstruationstermin; geradezu geboten, wenn sich aus der Anamnese Anhaltspunkte für Belastung, psychopathische Erscheinungen in früheren Menstrualterminen oder wenn sich aus der Species facti auffällige Tatsachen ergeben.

4. Bei der mächtigen Beeinflussung des Geisteslebens durch den menstrualen Vorgang sollten auch da, wo kein menstruales Irresein nachzuweisen ist, der Angeklagten mildernde Umstände bei der Strafausmessung zuerkannt werden.

5. Bei strafbaren Handlungen Schwachsinniger, welche mit der Zeit einer Menstruation zusammenfallen, dürfte die Zurechnungsfähigkeit in der Regel aufgehoben sein, jedenfalls bei etwa im Affekt begangenen Delikten.

6. Wegen menstrualer Geistesstörung straflos ausgegangene Individuen sind als höchst gemeingefährlich zu betrachten und jeweiliger sorgfältiger Überwachung zur menstrualen Zeit bedürftig. Am meisten empfiehlt es sich, sie einer Irrenanstalt zu übergeben, da durch Pflege und Behandlung erfahrungsgemäß nicht selten Genesung erzielt wird.

Eine interessante Einzelbeobachtung von Katatonie, die im Anschluß an die erste Menstruation auftrat, veröffentlichte Mucha (1902). Ich referiere: Mädchen von 15 Jahren. Heredität angeblich Null. In der Schule mäßig. Scheues, zurückhaltendes Wesen. Keine früheren Krankheiten. Einige Tage zeigte Pat. gewisse Unruhe, dann trat die erste Menstruation ein. Tags darauf hatte Pat. das Gefühl des Nadelstechens. In den zwei folgenden Tagen normales Verhalten. Dann wurde Pat. recht aufgeregt, sie glaubte sich verfolgt, schloß sich ein. Die Erregung steigerte sich zur Tobsucht, Pat. wurde ängstlich, glaubte, ihre Großmutter wolle sie erwürgen. Drängt hinaus, wiederholt in monotoner Weise: „ich habe nichts getan, ich brauche mich nicht zu fürchten". Andere Perseverationen: „ach Gott $^3/_4$12". Nach mehreren Tagen trat äußere Ruhe ein. Pat. saß mit aufgelöstem, zerzaustem Kopfhaar da, stierte apathisch vor sich hin, den Kopf rhythmisch hin- und herbewegend. Salivation. Gesichtsausdruck stumpf. Pat. murmelte zuweilen leise, unverständliche Worte. Auf Fragen erfolgte keine Antwort. Nahrungsverweigerung. Mit dem rechten Arm krampfartige Schüttelbewegungen, Speichelfluß.

10 Tage nach der Menstruation wurde Pat. in eine Heilanstalt übergführt. In der Anstalt ängstlich gespannter Gesichtsausdruck, mutazistisch, negativistisch. In Arm- und Beinmuskulatur starke Spannungen. Geht aus dem Bett, steht herum, schreit manchmal laut auf. Nahrungsverweigerung.

In der folgenden Nacht sehr unruhig, Pat. schrie und lief im Zimmer herum. Eine Stunde lang Zuckungen beider Arme, Cyanose des Gesichtes, Pat. verdreht die Augen, hat Schaum vor dem Mund.

Antwortet nicht auf Fragen, ignoriert die Umgebung scheinbar vollständig. Perseveriert. Unrein.

Keine Änderung mehr im Zustande. Pat. liegt starr zu Bett, spricht nichts, kümmert sich um nichts, ignoriert Besuch. Muskeln sind gespannt, setzen allen Bewegungen heftigen Widerstand entgegen. Armhaltung stundenlang in unbequemer Weise. Hin und wieder starres Lächeln. Je ein Auge gewaltsam geschlossen. Stundenlange Drehbewegungen mit dem Kopf. Nahrungsaufnahme verweigert. Oft unrein. Fast täglich Krampfanfälle, Dauer bis zu 3 Stunden: Pat. wird blau im Gesicht, bekommt Schaum vor dem Mund, macht heftige schüttelnde und schleudernde Bewegungen mit Armen und Beinen.

Pat. wurde beobachtet vom 18. Mai bis 16. Juni.

Das Merkwürdige bei dieser Katatonie ist der unmittelbare Ausbruch im Anschluß an die erste Menstruation und das außerordentlich jugendliche Alter der Kranken (15 Jahr).

Das Buch „Obsessions und psychasthénie" von Janet (1903) enthält eine Reihe von Beobachtungen mit auffallenden Menstruationsverhältnissen. Einige seien angeführt:

Band I, S. 425. Frau Gr., 30 Jahre, war eine „femme scrupuleuse". Bei ihr waren die Menses noch nie aufgetreten.

Frau Mr., 38 Jahre, „scrupuleuse typique", war ebenfalls noch nicht menstruiert. Im Alter von 15—17 Jahren trat bei ihr für die Dauer einiger Monate periodisch wiederkehrendes Nasenbluten auf.

Seit dem 20. Lebensjahre wird sie jeden Monat müde, fühlt sich nicht wohl, jedoch tritt keine Blutung ein. Die Pat. hat noch zwei geschlechtsreife Schwestern, die gleichfalls niemals genitale Blutungen hatten.

Band II, S. 374. Beob. 168.

Gr., 40 Jahre. Pat. leidet an dem Zwang, sich als boshaftes, imbezilles Wesen zu schildern. Die Menstruation war mit 13 Jahren aufgetreten und bis zu dem 19. Jahre regelmäßig geblieben. Mit 19 Jahren überstand die Pat. Typhus. Nach der Genesung stellte sich die Periode profus und in langen Abständen noch dreimal ein, um dann für immer auszubleiben. Gleichzeitig damit war Pat. sexuell anästhetisch geworden. Der Beginn der psychischen Erkrankung fiel in diese Zeit.

In diesen Fällen liegt wohl psychogen bedingte Amenorrhöe vor, die Binswanger (1904) aus den plötzlich einsetzenden und rasch ablaufenden Innervationsstörungen auf Grund psychischer, vornehmlich affektiver Erregungen zu erklären sucht.

In Illenau begutachtete Fischer (1904) folgenden Fall:

Die Kulpantin, 27 Jahre, ist im 6. Monate schwanger. Sie hatte sich des Diebstahls schuldig gemacht. Die Menstruation trat bei der Pat. ohne Besonderheiten ein. Von der letzten Periode aus gerechnet ergab sich, daß die Zeit des Vergehens annähernd mit einem Menstrualtermin zusammenfiel. Außerhalb der Schwangerschaft war Pat. normal. In den Schwangerschaften traten auf: Hochgradige Reizbarkeit des Gemütes, zorniges Aufbrausen ohne eigentlichen Anlaß oder auf geringste Anstöße von außen, innere Erregtheit und Ergriffenheit, heftiger Affekt, Zittern am ganzen Körper, Schmerz und Krampf am Herzen, häufiges Erbrechen, Leibkrämpfe, Kopfwehanfälle, Schwäche in den Händen, Schmerzen in den Beinen, Zitterkrämpfe, unruhiger Schlaf.

Bei der Begutachtung nahm Fischer auf die Ausnahmezustände in der Schwangerschaft Rücksicht, ferner auf die Tatsache, daß die Zeit der kriminellen Handlung mit der Zeit einer supponierten Menstruation zusammenfiel.

Gaupp (1905/07) konnte in seiner klinischen Untersuchung „über den Selbstmord" feststellen, daß die Tat, meist von pathologischen Naturen begangen, bei Frauen nicht selten zur Zeit der Menstruation erfolgte.

Der Vergleich der Selbstmordziffer beider Geschlechter in den verschiedenen Altersstufen miteinander, ergibt, daß die Ziffer bei Frauen von 15—25 Jahren und von 40—50 Jahren stärker ansteigt, ein Hinweis auf die größere Bedeutung der Pubertät und der Involution (Klimax) beim Weibe.

Aus der Tübinger Klinik stammt ein forensischer Fall einer Menstrualpsychose, den Siemerling 1905 in einer Ärzteversammlung vortrug:

Ein 22jähriges Mädchen war des Diebstahls beschuldigt. Sie hatte außerdem Gegenstände von der sinnlosesten Zusammenstellung in ihrem Zimmer angehäuft. Die Angaben über krankhafte Störungen waren äußerst unbestimmter Natur: Kopfschmerzen, Verstimmungen und dergleichen. Sie trat einen neuen Dienst an und beging hier die gleichen Veruntreuungen.

Auf Befragen gab sie an, daß sie zur Zeit des Unwohlseins an Andrang nach dem Kopf litte und unter dem Zwange stehe, alles mögliche zusammenzutragen. Auch der Vater bestätigte, daß die Kranke in der menstruellen Zeit allerhand verkehrte Sachen machte und eine Zeugin gab an, sie habe schon zwei Jahre vor der ersten Straftat beobachtet, wie die Kranke auf der Bühne des Hauses Feldsteine, Röcke und Mieder auf einen großen Haufen gesammelt, sie dann wie eine Weintraube zusammengebunden und am Dach aufgehängt hatte. Die Pat. war zu 8 Tagen Gefängnis verurteilt worden und kam nach eingelegter Berufung zur Beobachtung in die Klinik. Dort wurden zwei menstruelle Phasen beobachtet, das eine Mal unmittelbar nach der Einlieferung. Der erste Anfall leitete sich wenige Stunden vor der Menstruation ein. Die Kranke, welche sich bis dahin wohl gefühlt, klagte über Kopfschmerzen, Schwindel. Das Gesicht rötete sich lebhaft. Sie war scheu und ängstlich. In der Nacht schlief sie nicht, ging aus dem Bett, glaubte rufen zu hören. Der Anfall dauerte 3 Tage. Gleich am ersten Tage gelang die Aufnahme eines Gesichtsfeldes. Dasselbe war für Weiß und Farben konzentrisch eingeengt. Nach dem Nachlassen der Menses blieb noch Irregularität des Pulses bestehen. Auf Fragen gab die Kranke an, sie habe gemeint, die Stimmen der Eltern zu hören.

Bei dem zweiten Anfall, der ganz in die Beobachtungszeit fiel, begannen die ersten psychischen Störungen 10 Tage vor der Menstruation, die erst am 15. November einsetzte. Vom 5.—10. November schlief Pat. schlecht und klagte über Kopfschmerzen. Dann traten ängstliche Träume, später auch Sinnestäuschungen auf. Das Gesicht war lebhaft gerötet, die Kranke sichtlich erregter. Am Tag des Beginns der Menses befiel die Kranke große Bangigkeit und traurige

Verstimmung; im übrigen waren die Erscheinungen genau wie das erste Mal. Puls war irregulär. Pulsfrequenz 120—150. Das Mädchen wurde exkulpiert. Auch später sollen jeweils mit den Menses psychische Störungen aufgetreten sein.

Dem Fall von Siemerling konnte Nonne (1905) eine Beobachtung einer „Ovulationspsychose" anreihen.

Ein 15jähriges Mädchen war anscheinend unmotiviert ihren Eltern entwichen, hatte sich planlos auf der Straße herumgetrieben und sich an Männer unsittlich herangedrängt. Genau vier Wochen später wiederholte sich dasselbe Verhalten. In dem Krankenhause stellte sich nach vier Wochen ein dritter Anfall unter dem Bilde von halluzinatorischer Verwirrtheit mit stark erotischem Element ein. Der Anfall dauerte drei Tage. Ein vierter Anfall, der dem dritten durchaus gleich war, setzte genau 4 Wochen nach Beginn des dritten Anfalls ein und dauerte 6 Tage. Wieder nach 4 Wochen setzte ein fünfter Anfall ein von 18 Tagen Dauer, worauf noch ein sechster Anfall auch nach 4 Wochen eintrat. Dann traten noch zwei weitere kurz dauernde Anfälle von 2—3 Tagen Dauer auf. Die Anfälle waren schwer. Das klinische Bild war das der schwersten manisch-halluzinatorischen Verwirrtheit mit Kotschmieren, Obszönitäten, Abstinieren und nachfolgender schwerer Prostration. Amnesie nicht vollkommen. Pat. war noch nicht menstruiert. Heredität fehlte. Nach der Entlassung aus dem Krankenhaus trat die erste Periode ein, seitdem (10 Monate) ist die Pat. psychisch gesund.

Über „Menstruation und Geistesstörung" trug Cimbal im Altonaer ärztlichen Verein vor (1905). Er hatte Epilepsien und Hysterien beobachtet, bei denen die Anfälle sich eng an die Menstruationstermine anschlossen. Cimbal fiel ferner auf, daß Dementia praecox-Erkrankungen, besonders Katatonien akut mit vasomotorischen Störungen einsetzen. Unter die vasomotorischen Störungen rechnet er: Sistieren der Menstruation, Dermographie, Speicheln, isolierte Rötung von Brust, Gesicht, Händen.

Schließlich stellte Cimbal noch eine Pat. vor, die an einer Menstrualpsychose erkrankt war. Pat. war bis zur Erkrankung psychisch gesund; die Psychose zeigte sich in zwei rein menstruell eingetretenen mit Illusionen, Sinnestäuschungen, Verwirrtheit, Erinnerungsdefekten einhergehenden Anfällen; Pat. wurde dann wieder vollkommen gesund.

Die Anschauung einer Ärztin, Tobler 1905, soll nicht unerwähnt bleiben. Tobler untersuchte an einem großen Material (1020 Frauen) den Einfluß der Menstruation auf die normale Frau. Das Ergebnis ist: Die Menstruationsperiode bedeutet in den allermeisten Fällen für die Frau von heute eine Zeit verminderten Wohlbefindens und herabgesetzter Leistungsfähigkeit. Nach Tobler soll dieser Zustand nicht natürlich, sondern durch allgemeine Degeneration erworben sein. Unter den 1020 normalen Frauen befanden sich 71, also immerhin etwa 7%, die sich zur Zeit ihrer Periode subjektiv wohler als sonst befanden.

Nur nebenbei sei noch bemerkt, daß eine andere Ärztin, Fischer - Dückelmann (1902), ebenfalls die Degeneration für das „Unwohlsein" zur Zeit der Periode verantwortlich macht.

Mit demselben Thema: Menstruation und normale Frau beschäftigte sich 1906 Wollenberg.

Er frug bei der Telephonzentrale einer Großstadt an, ob an den Leistungen der dort angestellten Damen (etwa 450—500) der Einfluß periodisch einwirkender Schädlichkeiten (= Menstruation) in dem Betrieb sich geltend mache. Die Antwort lautete, daß täglich sich etwa 2—4 Damen „unpäßlich" meldeten. Bei einer und derselben Dame trat diese Unpäßlichkeit in regelmäßigen Intervallen ein.

Es liegt nahe, dieses periodische Unwohlsein auf die Menstruation zu beziehen.

Bei den eigenen Untersuchungen Wollenbergs waren die theoretischen Erwägungen ungefähr folgende: Die normale Frau ist zur Zeit der Menstruation affektiv verändert. Bei der Aufnahme und Wiedergabe von Wahrnehmungen ist namentlich die Affektlage des Menschen von großer Bedeutung. Es ist daher von prinzipieller Wichtigkeit, wissenschaftlich festzustellen, ob tatsächlich in der menstruellen Phase Aufnahme und Wiedergabe von Wahrnehmungen schlechter sind als außerhalb.

Zur praktischen Durchführung der Untersuchungen stellte sich das weibliche Personal der Tübinger Nervenklinik zur Verfügung (26 Personen).

Die Mädchen, die sich meist aus der Landbevölkerung rekrutierten, waren durchweg gesund. Zur Zeit der Menstruation klagten sie ausnahmslos über Kopf-, Leib-, Rückenschmerzen, Störungen des Schlafes, Kopfkongestionen. Diese Beschwerden beeinflußten jedoch die allgemeine Leistungsfähigkeit nicht. Puls und Blutdruck zeigten keine groben Unterschiede menstrual und extramenstrual.

Nun die Untersuchungen:

Menstrual und extramenstrual vorgenommene Assoziationsversuche (Bischoff) ergaben folgendes Resultat: „Die der akustischen Wortassoziation zugrunde liegende psychische Tätigkeit erscheint durch die Menstruation allein in keiner erheblichen und gleichmäßigen Weise beeinflußt. Jedenfalls besteht keine vorwiegende Neigung für die Abnahme der sinngemäß aufgefaßten Reizworte und für die Zunahme von Klangassoziationen. Um eine Art Vergleichswert zu haben, kann nach weiteren Versuchen hinzugefügt werden, daß eine relativ geringe Alkoholgabe bei den gleichen Personen den erwähnten Vorgang weit mehr und gleichmäßiger beeinflußt hat, als der Menstruationsvorgang am ersten Tag seines Eintrittes."

Wollenberg selbst prüfte die Auffassungs- und Reproduktionstreue, indem er den Versuchspersonen menstrual und extramenstrual verschiedene Bilder (Stern) vorlegte und die Aussagen über diese Bilder vergleichend bewertete. Das Ergebnis war auch hier, daß „ein Anhalt für die Annahme, als werde ein während der Menstruation aufgefaßter Vorgang nach Ablauf einer gewissen Zeit ungenauer wiedergegeben, als ein außerhalb dieser Zeit aufgefaßter, sich nicht ergab".

Die Konsequenz dieser negativen Resultate ist für forensische Fälle die These, daß unter normalen Verhältnissen weder für die Frau als Angeklagte, noch für die Frau als Zeugin die Menstruation generell in Betracht kommen kann.

Bisher war von den Autoren das Zustandsbild bei den Menstrualpsychosen überwiegend als manisches geschildert worden; Ziehen (1906) konnte Beobachtungen von periodischen Menstrualpsychosen mitteilen, in denen tempore mensium die Pat. depressiv war.

Fall 1. Periodische Melancholie mit streng menstrualem Charakter. 19jährige Kranke. Vater litt alle 2 Jahre an periodischer Melancholie. Periode war zum erstenmal mit $12^1/_2$ Jahren aufgetreten. August 1894 zum erstenmal menstruelle Psychose. Diese begann 6—8 Tage vor der Menstruation. Es stellte sich schwere Depression ein, die während der ganzen Psychose ohne Unterbrechung mit hyperthymischen Zuständen anhielt. Pat. hatte dabei Angstgefühle. Sie kam nicht fort mit dem Denken und Handeln, war unschlüssig, energielos. Außerdem zeigte Pat. das Symptom der pathologischen Fragesucht (aus dem Gefühl der Unsicherheit heraus). Mit dem letzten Tage der Menstruation klang die Psychose ab. „Es schien, als ob allmählich die Psychose im Laufe der einzelnen menstruellen Phasen abflaue."

Ziehen nimmt an, daß, wenn Pat. ausnahmsweise mit periodischer Melancholie anstatt mit der Manie auf die Menstruation reagieren, dieses Verhalten auf hereditärer Belastung zu Depressionszuständen beruht.

Der 2. Fall von Ziehen ist eine echte „zirkuläre Psychose der Menstruation".

Pat., 15 Jahre, hatte 6—8 Wochen vor der Periode zum erstenmal Krankheitszustände, die einer leichten Manie glichen. Pat. war leicht gereizt, neigte zu Geldausgaben. Die folgenden Anfälle stellten sich regelmäßig 8 Tage vor dem Eintritt der Periode ein und endigten mit ihrem Schluß. Den Eltern war entgangen, daß in diesem Fall die Periode immer von reaktiver Depression gefolgt war. Diese war so erheblich, daß sie vollständig gleichwertig der manischen Phase war. „In der Klinik hat sich herausgestellt, daß sich gelegentlich die Grenzen verschoben, die Manie nicht genau mit der Menstruation abschloß und die Melancholie noch in dieselbe hineinragte." Trotzdem ist der Fall eine echte zirkuläre Psychose der Menstruation. Gesetzmäßige Veränderungen der Zirkulation konnte Ziehen dabei nicht feststellen.

Gudden besprach 1907 die Zurechnungsfähigkeit der Ladendiebinnen. Bei seinem Material waren 99% Frauen, meist hysterische, hereditär belastete Naturen. Fast stets konnte Gudden feststellen, daß die kriminelle Handlung unter dem Einfluß des Menstruationsprozesses begangen wurde.

Die menstruell auftretenden hysterischen Störungen bestanden in Reizbarkeit, heftigen Angstzuständen, innerer Unruhe, Wandertrieb, Schwindel, vorübergehender Benommenheit.

Gudden nimmt auf Grund dieser Erfahrungen an, daß bei psychopathischen, sonstwie nervösen oder hysterischen Personen die Vorstellungs-, Willens- und Gemütssphäre durch die Menstruation alteriert werden, so daß äußere Reize (z. B. in einem großen Warenhaus) abnorme Reaktionen auslösen können (Diebstahl). Gudden ist geneigt, die Angeklagte, die unter solchen Umständen sich eines Vergehens schuldig macht, zu exkulpieren.

Zu ähnlichen Schlußfolgerungen kommt Laquer (1907) in seiner Abhandlung über die Warenhausdiebstähle, auf die ich deshalb nur hinweisen möchte.

Ein eifriger Vertreter für die therapeutische Beeinflussung der Menstruationsvorgänge durch die Hypnose ist Forel (1907).

Delius (1905) hatte mit dieser Methode schon gute Erfolge erzielt.

Forels veröffentlichte Fälle sind:

1. Eine Dienstmagd erkrankte an profusen Menstruationen, die trotz aller Medikamente derart zunahm, daß sie alle 14 Tage auftraten und 8 Tage dauerten. Das blutarme Mädchen wurde sehr anämisch, fast leichenblaß, sie verlor den Appetit und den Schlaf, hatte nachts schwere Träume. Forel sah das Mädchen zum ersten Male, als sie gerade am 4. Tage sehr intensiv menstruiert war. Forel gelang sofort tiefe Hypnose mit Katalepsie und Anästhesie auf Suggestion. Dadurch ermutigt, suggerierte Forel sofortiges Sistieren der fließenden Katamenien. „Auch diese Suggestion gelang in wenigen Minuten unter Berührung des Unterleibes und der Erklärung, daß das Blut in Beine und Arme hinein aus dem Unterleib herausfließe." Außerdem suggerierte Forel noch guten Schlaf und Appetit. Die Menstruation setzte nicht mehr ein, auch der Schlaf wurde sofort besser. Es folgten dann noch einige Hypnosen. Die nächste Menstruation wurde dabei für 4 Wochen später, schwach und mit nur $2^1/_2$ Tagen Dauer bestellt. Schlaf, Appetit, Stuhlgang (Pat. war verstopft) waren in 3—4 Tagen durch Hypnose geregelt, damit besserte sich das Allgemeinbefinden bedeutend. Die nächste Menstruation kam nach 27 Tagen, also einen Tag zu früh, war schwach und dauerte nur 2 Tage. Die Menses blieben nun in der Folge regelmäßig, alle 4 Wochen eintretend, sie waren mäßig und dauerten 3 Tage. Forel hat Pat. 6 Jahre hindurch beobachtet. Es ging ihr stets gut.

Ein 2. Fall litt ebenfalls an profusen Menstruationen, die alle 2—$2^1/_2$ Wochen wiederkehrten. Forel gab die Hypnose, die Menses würden jedesmal am 1. und 2.

des Monats morgens 7 Uhr sich einstellen. Die Suggestion hatte vollständig Erfolg. Der Fall wurde 6 Jahre genau kontrolliert. Auch als Mutter hatte diese Frau später den suggerierten Menstrualtypus beibehalten.

Ebenso hatte Forel bei 2 Fällen mit Menorrhagien Erfolg, der Menstruationstermin wurde jeweils auf den 12. und 1. des Monats suggestiv fixiert und dauernd eingehalten. Das nämliche Resultat erzielte Forel bei einer gebildeten Dame mit profusen Menstruationen.

Von späteren Autoren, die über günstige Erfolge bei dieser Behandlung berichteten, seien hier nur Kohnstamm (1907) und Joire (1908) genannt.

Eine bemerkenswerte Dissertation über das „sogenannte menstruale Irresein" erschien 1908 von Burger. Burger lehnt das „menstruale Irresein" ab.

Die Beziehungen zwischen Menstruation und Psychosen charakterisiert Burger in folgender Weise:

1. Bei manischen Kranken kann zur Zeit der Periode auftreten: Große Schlaffheit, Untätigkeit, träumerisches Wesen bei krankhaftem Gesichtsausdruck, Halluzinationen, Verlust der Besonnenheit. Als „Anfall" kann sich zeigen: Schwerste halluzinatorische Verwirrtheit mit Kotschmieren, Obszönitäten, Abstinieren und folgender schwerer Prostration. Vor dem Anfall ist der Puls kräftig und frequent, während des Anfalls erhöht, nachher normal.

2. Melancholische können folgende menstruelle Symptome zeigen: Ruhelosigkeit, Angstgefühle, Präkordialangst, Verzweiflung, Taedium vitae, Triebhandlungen, Schreianfälle.

3. Das manisch-depressive Irresein setzt oft mit der zum ersten Male auftretenden Menstruation ein. Im weiteren Verlauf exacerbiert die Psychose mitunter zur Zeit der Periode; die depressiven Phasen können Menostasie zeigen. Das Wiedererscheinen der zessierten Menstruation zeigt eine Änderung des Zustandes an.

4. Bei der Dementia praecox-Gruppe können menstruelle Erregungszustände auftreten.

5. Dasselbe gilt für die Geistesstörungen im Stadium der Aphrenie.

6. Bei den impulsiven Zuständen tritt menstruell keine Dissoziation, keine Amnesie auf.

7. Zur Zeit der Periode kann sich die akute, halluzinatorische Paranoia (Ziehen) zeigen.

8. Es können sich Anfälle mit sehr rascher Entwicklung und rascher Lösung ähnlich einer epileptischen Verwirrtheit einstellen.

9. Menstruelle Ausnahmezustände können besonders bei der Hysterie zu Forenses führen.

Pyromanie und Kleptomanie führt Burger auf tiefgehende Verstimmungen zurück, die sich bei scheinbar ungetrübtem Vorstellungsleben durch Handlungen entäußern, für deren Motivierung man im Vorstellungsleben vergeblich nach dem Ausgangspunkt sucht.

Die Krankengeschichten, die Burgers Arbeit enthält, sind — dem Standpunkt des Verfassers gemäß — wohlbekannte Psychosen, die die oben angeführten theoretischen Sätze illustrieren. Es sind:

1. Periodische Depression, die vor Eintritt der Menstruation eine Verschlimmerung der Beschwerden erkennen läßt.

2. Katatonie mit prämenstruellen Exacerbationen.

3. Zwei Hysterien, bei denen ebenfalls die Symptome prämenstruell am stärksten hervortreten.

4. „Melancholische Verstimmung auf neurasthenischer Basis", die ihren Höhepunkt mit Eintritt der Blutung erreichte.

Boas berichtet 1909 von einem Mädchen, das tempore mensium einen Selbstmordversuch machte. Er belegt die Tat mit einem besonderen Namen: „Suicidium menstruale". Diesem einen Fall reiht Boas 1911 einen weiteren an, indem er eine Arbeit von Elpermann referiert. Leider war mir die Originalarbeit nach Boas Zitat nicht zugänglich. Der 2. Fall läuft als „Menstrualpsychose". Auffallend bei dieser Menstrualpsychose ist, daß der davon befallenen Frau vor etwa 3 Jahren wegen chronischer Bauchfell- und Eierstockentzündung beide Ovarien (S. 187) entfernt wurden. Das hinderte jedoch die Frau nicht, immer noch die Periode zu bekommen, ja, sie erkrankte sogar ohne Eierstöcke an Menstrualpsychose. Pat. hat in der prämenstruellen Zeit heftige Kopfschmerzen. Diese Beschwerden werden auf die Ovulation bei nicht vorhandenen Eierstöcken bezogen (S. 190).

Zum Schluß sei noch Marx 1909 zitiert. Nach diesem Autor kann das sonst normale Weib tempore mensium in einen Zustand von „transitorischer Minderwertigkeit" geraten. Es treten dabei die verstandesmäßigen Handlungen zurück zugunsten der Steigerung der gemütlichen Erregbarkeit und der Zunahme der Impulsivität.

Einer persönlichen Mitteilung von Herrn Dr. Reich, Berlin, verdanke ich noch folgende interessante Angaben über Menstruation und Epilepsie.

Reich untersuchte an einem großen Material die Beziehungen zwischen Epilepsie und den meteorologischen Faktoren. Bei den weiblichen Patienten achtete er auch auf die Menstruation.

Nach seinen Beobachtungen waren unter Hunderten von Erkrankungen nur 2—3, die einen menstruellen Typus der Anfälle erkennen ließen. In diesen wenigen Fällen blieb dieser Typus nur relativ kurze Zeit erhalten, etwa 1—2 Jahre; die Krampfanfälle emanzipierten sich mehr und mehr von der Menstruation, um allmählich vollkommen wahllos aufzutreten.

B. Menstruation und Nervenkrankheiten.

Die Angaben in der Literatur über das Verhalten der Menstruation bei organischen Erkrankungen des Nervensystems sind spärlich. Erst in neuester Zeit richtete sich die Aufmerksamkeit auf diese Verhältnisse.

Was ich von diesen Beobachtungen in der Literatur habe auffinden können, habe ich hier zusammengestellt.

Bei Türck (1848/49) findet sich folgender Fall: Eine Frau von 31 Jahren verspürte (Dezember 1847) seit 2 Jahren Schwäche und Zittern in den Beinen. Außerdem hatte sie unter Hitzegefühlen zu leiden. Am 24. Dezember 1847 erschien wieder die Menstruation, die seit dem Frühling desselben Jahres ausgesetzt hatte. Am 24.—25. Dezember empfand die Frau beim Kirchenbesuch Schwäche in den Beinen. Die Menstruation zessierte, kehrte jedoch nach wenigen Tagen zurück. Der Fall ist als Paraplegie angesprochen. Die mikroskopische Untersuchung des Rückenmarks ergab die Anwesenheit von „Körnerkörperchen" im Hals- und Brustteil des Rückenmarks.

Dem Buche von Ladame 1865, Symptomatologie der Hirngeschwülste, entnehme ich folgenden Fall:

S. 217. Powel. Pat. von 23 Jahren.

Sensib. heftiges Kopfweh.

Motilität: Wiederholte Konvulsionen.

Sinnesorgane: Sehkraft geschwächt, schließlich Blindheit.

Intelligenz: Nach einem Anfall von Konvulsionen Verlust der Sprache für 2 Tage.

Bemerkung: Aufhören der Periode.

Dauer 4 Monate. Tod im Koma. Hirnläsion. Verhärtete Masse in der Substanz der rechten Hemisphäre. Drei callöse Stellen an der Oberfläche dieser Hemisphäre; eine andere, kleinere an der Oberfläche der linken Hemisphäre.

In der Klinik der Rückenmarkskrankheiten von Leyden 1874 finden sich einige wenige Fälle, die hierher gehören:

1. Band I, S. 454. Marie H. 35 Jahre.

Diagnose: Tumor medullae spinalis im untern Brustteil.

Die Menstruation trat mit 16 Jahren ein, war regelmäßig und ohne Beschwerden. Mit 29 Jahren Entbindung von einem toten Kinde. Nach der Entbindung Schmerzen im rechten Bein. Gleichzeitig wurde das rechte Bein schwach, Pat. konnte nicht gehen und mußte das Bett hüten. 6 Monate nach der Entbindung war Pat. wieder beschwerdefrei.

Pat. war nun 3 Jahre vollkommen gesund.

September 1871 setzte die Periode für 3 Monate aus, ohne jede erkennbare Ursache, Pat. bekam für 8 Tage Durchfall. In der Folge befand sich Pat. wieder wohl bis März 1872. Hier bekam sie wiederum Schwäche im rechten Bein, verbunden mit lästigen, stechenden Schmerzen. Dabei hatte sie das Gefühl der Vertotung, des Eingeschlafenseins, des Ameisenkriechens.

Ende April 1872 stellten sich Schmerzen auch im linken Bein ein. Pat. konnte das Knie nicht beugen, das Bein nicht bewegen. Gehen wurde unmöglich. Das Gefühl in den Beinen ging verloren.

6. Dezember 1872 erfolgte die Aufnahme.

Aus dem Status ist hervorzuheben, daß Pat. keinen reduzierten Ernährungszustand darbot.' Nach einem Jahre kam Pat. zum Exitus.

2. Band II, S. 75.

(Leviér) Rückenmarksblutung. Mädchen 18 Jahre alt. War bisher stets gesund. Seit 4 Monaten blieben die Regeln aus. 8 Tage vor dem Anfall heftige Kreuz- und Unterleibsschmerzen. Während des Schlafes plötzlich Paraplegie mit absoluter Lähmung der Motilität und Sensibilität. Lähmung von Blase und Mastdarm. Reflexerregbarkeit erloschen. Tod nach 24 Tagen.

3. Band II, S. 395. Multiple Sklerose. Hanna L., 25 Jahre.

Aus der ausführlichen Krankengeschichte möchte ich nur hervorheben, daß die Menstruation, früher regelmäßig, im Anfang der Erkrankung 1873 drei Monate aussetzte, dann wieder regelmäßig wurde. Ein Jahr später traten apoplectiforme Anfälle bei der Pat. auf. In der Zeit setzte die Menstruation wiederum drei Monate aus. Im späteren Verlauf der Krankheit trat sie sogar häufiger, fast alle 3 Wochen und profuser als früher ein.

1886 erschien eine Dissertation von Petit, die sich mit der Menstruation bei der allgemeinen Paralyse beschäftigte. Petit kommt auf Grund 21 eigener und 10 Beobachtungen aus der Literatur zu dem Resultat, daß bei der Mehrzahl der Paralysen verfrühte Menopause auftritt, und daß in Remissionen der Krankheit auch die Menostasie wieder schwinden kann. Das Lebensalter seiner eigenen Fälle schwankt zwischen 30 und 40 Jahren.

Interessant für den Neurologen sind Beziehungen zwischen Menstruation und Auge. In den Dissertationen von Cohn (1890), Klopstock (1893) und Gendron (1890) sind solche Beziehungen erörtert. Cohn gibt hier unter anderem an, daß menstrual periphere Blutung in die Netzhaut erfolgen kann. Es kann ferner sich eine Papillitis bilden, bei der die Arterien ihr normales Kaliber behalten (Leber). Dann sind nur menstruale Gesichtsfeldeinschränkungen beobachtet worden. Cohn zitiert Leber, der beobachtet hat, daß die Verspätung der ersten Menstruation oder deren gänzliches Ausbleiben die Veranlassung zu Entzündung des Sehnerven werden kann.

Cohn führt weiter Beispiele an, in welchen nach Suppressio mensium Retinitis exsudativa, Netzhautablösung, Atrophie des Opticus sich einstellten. Nach Cohn soll hier die plötzlich unterdrückte Menstruation zu Unregelmäßigkeiten der Periode führen, die ihrerseits die Ursachen zu einer chronisch verlaufenden Entzündung des Sehnerven abgeben.

Dem Buche von Eisenhart (1895) entnehme ich zwei Beobachtungen von Syringomyelie, in denen die Menstruation berücksichtigt ist:

1. Syringomyelie (1886), S. 45. Eine gesunde 35 jährige Schneiderin stürzt die Treppe herab und fällt auf das Kreuz. Nach dem Falle traten Motilitäts- und Sensibilitätsstörungen in den unteren Extremitäten auf. Später entwickelten sich noch Blasenstörungen. Das Leiden verlief langsam progressiv. Exitus nach 2 Jahren Die vorher regelmäßigen Menses hatten während der zweijährigen Krankheitsdauer dauernd ausgesetzt. Die Sektion zeigte eine Haupthöhle in der Höhe zwischen 4. und 6. Dorsalnerven; die Höhle setzte sich nach unten in das Lendenmark fort.

2. Syringomyelie (1887).

Pat. lebte seit 5 Jahren in kinderloser Ehe. Die Periode, die stets regelmäßig war, zessierte ohne ersichtlichen Grund seit zwei Jahren. Das Leiden begann vor drei Monaten.

Für das Verhalten der Menstruation bei Akromegalie benutze ich die Angaben von Sternberg 1897. (Spez. Pathol. und Therapie, Nothnagel 7, 2. Hälfte. S. 55).

In den meisten Fällen hört die Menstruation mit Beginn der Krankheit völlig auf.

Von 70 Fällen Sternbergs trat Menopause ein:

vor dem 20. Jahre	in	8 Fällen,
zu 21—30 Jahren	„	34 „
zu 31—40 „	„	18 „
zu 41—50 „	„	7 „
nach dem 50. Jahre	„	1 Fall.

Das Aufhören der Menstruation ist eines der frühesten Symptome bei der Akromegalie. Die Ursache liegt — wie man annimmt — darin, daß bei der Akromegalie im Ovarium sich keine Reifungsvorgänge mehr vollziehen. Diese Annahme stützt sich auf die Tatsache, daß akromegalische Frauen nicht mehr schwanger werden. Infolge der fast regelmäßigen Amenorrhöe bei akromegalischen Frauen hat man daran gedacht, daß Hypophysis und das Ovarium vielleicht gegensätzliche Funktionen haben, so daß die vermehrte Sekretion des drüsigen Teils der Hypophysis (die man bei Akromegalie annahm) das Ovarium in seiner Vitalität schädigen könnte. Doch sind das Hypothesen, die man heute schon wieder verlassen hat.

1899 veröffentlichte Bramwell eine Arbeit über Lokalisation von Hirntumoren. Seiner Arbeit entnehme ich 2 Fälle:

1. S. 59, A. B., 17 Jahre. Kopfschmerz, Erbrechen. Dauer: ein Jahr. Vermutliche Ursache: Fall vom Pferd. Allgemeine Symptome: Kopfschmerz (sehr stark, hauptsächlich am Hinterkopf, manchmal frontal); Erbrechen (häufig, gewöhnlich mit Kopfschmerz morgens), Schwindel (häufig morgens beim Aufstehen); doppelseitige Neuritis optica (links bereits Opticusatrophie), Anämie, Amenorrhöe.

Lokalisat. Symptome: Gang wankend, Tendenz nach links zu fallen, links Verlust des Sehvermögens, Opticusatrophie; rechts normales Auge, Patellarreflex beiderseits gesteigert, besonders rechts.

Verlauf: Jodkalium, merkliche Besserung. Pat. konnte gehen, fahren, sich freuen, rechts lesen, für die folgenden 18 Monate. Kopfschmerz und Erbrechen schwanden schnell, ebenso die Anämie, Schwindel war weniger bemerkbar, der Gang besser, die Menstruation kehrte zurück und war mehrere Monate lang regelmäßig.

(Pat. wurde zum erstenmal gesehen am 6. Dezember 1888).

Im Juni 1890 zessierte die Menstruation, der Kopfschmerz kehrte zurück, jedoch kein Erbrechen oder Schwindel. Der Gang wurde wieder schlechter. Obstipation. Gedächtnisschwäche.

August 1890. Gesunder Gesichtsausdruck, keine Anämie. Schmerzen im Hinterkopf, in der Mitte des Occiput. Zunge belegt, schlechter Geschmack im Munde. Gang sehr unsicher, Tendenz nach links zu fallen. Patellarreflex beiderseits gesteigert, besonders rechts. Plantarreflex fehlte beiderseits. Sehkraft links Null, rechts beträchtlich herabgesetzt. Opticusatrophie beiderseits, links stärker.

November 1890. Verschlimmerung. Kopfschmerz am Hinterkopf und rechts. Wieder Erbrechen und Schwindel, Schluckbeschwerden. Flüssigkeit fließt durch die Nase zurück. Puls niedrig, 60.

4. Dezember 1890. Kopfschmerz, plötzliche Erblindung. „Hiccough" = (= Schlucken, Schluchzen) entwickelte sich, Exitus letalis in wenigen Minuten.

Sektionsbefund: Windungen abgeflacht, Furchen verwischt. Seitenventrikel beträchtlich erweitert. Gliomatöser Tumor, klein-eigroß, im Mittellappen und angrenzendem rechten Lappen des Cerebellums. Medulla oblongata und Pons Varoli durch Druck abgeplattet.

2. S. 64, S. M., 25 Jahre. Mente capta. Dienstmädchen, 25 Jahre. Aufnahme am 18. Januar 1897 mit Kopfschmerz, Schwindel, wankendem Gang, Verlust der Sehkraft.

Vorgeschichte: Pat. war stets wohl bis zum Juni 1896. Da setzten obige Symptome ein. Einige Monate vorher hatten die Menses zessiert. Oktober 1896 schlechtes Sehen, Erbrechen.

Status: Guter Ernährungszustand, keine Anämie.

Diagnose: Cerebellartumor, gliomatöse Cyste?

8. Februar 1897: Fehloperation. Vergeblich wiederholt.

3. März 1897. Pat. sieht gut aus, besser wie vor der Operation, Kopfweh geschwunden, ebenso Erbrechen.

24. März 1897. Entlassen. Exitus einige Wochen später.

Wichtig für unser Thema sind Fälle, die Yamaguchi 1903 veröffentlicht hat in seinem „Beitrag zur Pathologie des Sehnerven bei Hirnerkrankungen".

Fall 2 betrifft einen Tumor in der Gegend des Chiasma. Als Symptome bestanden: temporale Hemianopsie, einfache Sehnervenatrophie und Amenorrhoe. Keine Stauungspapille. Ich gebe die Krankengeschichte gekürzt wieder:

A. Luise, 37 Jahre.

Anamnese: In der Familie herrscht Blutarmut. Pat. leidet beim Steigen an Atemnot. In der Ehe hat Pat. zwei gesunde Kinder geboren; kein Abort.

Seit 1894 (8 Jahr) sistieren die Menses bei Pat. vollständig. Ein Gynäkologe erklärte Pat. für gesund. Vor $1^1/_2$ Jahren bekam Pat. ein Zahngeschwür. Nach dessen Heilung nahm das Sehvermögen links ab, seit einem Jahr trat auch Sehschwäche rechts auf. Pat. empfand anfangs keine Schmerzen. In letzter Zeit hatte sie Schwindelanfälle, der Kopf wurde schwer, es traten Kopfschmerzen auf. Im linken Fuß zuckende Schmerzen, Stuhl und Urin ohne Befund. Urindrang seit 2 Jahren.

Status: Pat. ist kräftig gebaut. Rechts und links leichte Abblassung der Papillen. Bitemporale Hemianopsie. Gynäkologisch (Hegar) ohne Befund.

Verlauf: Hg-JK-Kur blieb ohne Erfolg.

Der Fall 3 ist deswegen für unsere Zwecke hier nicht voll verwendbar, weil die Pat. vollkommen infantile innere Genitalien besaß. Ich kann mich deshalb auf Mitteilung der Diagnose und der Symptome beschränken. Die Diagnose ist auf „basalen Hirntumor in der Gegend des Chiasma" gestellt. Als Symptome waren vorhanden: Sehnervenatrophie, bitemporale Hemianopsie, Kopfschmerzen; Stauungspapille fehlt. Pat. ist 32 Jahre alt, hatte stets völlige Amenorrhoe.

Im Fall 4 handelt es sich um einen Tumor cerebri in der Gegend des Chiasma. Es bestanden klinisch temporale Hemianopsie, einfache Sehnervenatrophie, Amenorrhoe. Ohne Stauungspapille.

Ich gebe einen Auszug aus der Krankengeschichte: Frau K., 30 Jahre.

Anamnese: Pat. lebt seit 3 Jahren in kinderloser Ehe. Ihr Mann hat Lues gehabt, die Frau zeigt davon keine Erscheinungen. Früher war Pat. regelmäßig menstruiert, immer gesund. Seit ungefähr einem Jahr ohne bekannte Ursache trat bei der Pat. Amenorrhoe ein. Gleichzeitig damit bemerkte Pat. links eine Abnahme des Sehvermögens, später auch rechts. Eine antiluetische Kur blieb erfolglos. Seit kurzem ist Pat. links blind.

Status: Pat. ist gut genährt. Keine Anzeichen für Lues. Normale Genitalien (Hegar). Linke Pupille lichtstarr. Rechts typische temporale Hemianopsie. Einfache Sehnervenatrophie.

Verlauf: Menstruation durch Sitzbäder, Emmenagoga, Skarifikationen nicht herbeigeführt. Krankheit verläuft progressiv.

Wir haben also hier 3 Fälle von Tumor cerebri vor uns, die mit Amenorrhoe kompliziert sind. In allen 3 Fällen ist der Sitz des Tumors die Gegend des Chiasma.

Im Fall 2 war die Amenorrhoe beinahe 7 Jahre der Entwicklung der Augensymptome vorangegangen bei gutem Ernährungszustand und normalem Genitalbefund.

Fall 3 soll für unsere Zwecke nicht verwertet werden.

In Fall 4 setzen Amenorrhoe und Augenstörung gleichzeitig ein. Pat. ist ebenfalls gut genährt und hat normale Genitalien.

Aus derselben Arbeit sei mir noch erlaubt, eine Bemerkung von Axenfeld (aus dessen Klinik die Arbeit stammt) zu zitieren.

Axenfeld erwähnt ganz kurz einen hierher gehörigen Fall. Pat. zeigte Stauungspapille, gleichzeitig war sie amenorrhoisch. Die Stauungspapille wurde als Folge der Amenorrhoe aufgefaßt. Beides war jedoch nur Folge eines Hydrocephalus acquisitus (Meningitis serosa). Der Fall ist nicht näher beschrieben.

Ebenso teilt Abelsdorff 1903 nur kursorisch einen Fall mit, der bitemporalen Gesichtsfelddefekt bot. Pat. war ebenfalls amenorrhoisch. Die Menostasie war — bei normalen Genitalien — ein Jahrzehnt der Sehstörung vorausgegangen. Es handelte sich um einen gutartigen Tumor der Schädelbasis, wahrscheinlich um ein Enchondrom. Das Leiden verlief progressiv, später stellten sich noch Störungen des Olfactorius und Opticus ein.

Ein weiterer uns hier interessierender Fall findet sich in der Veröffentlichung von Bayerthal 1903, „Zur Diagnose der Thalamus- und Stirnhirntumoren". Ich referiere kurz:

Pat. ist 31 Jahre alt. War stets gesund, keine Heredität. Seit Januar 1901 zessierten die Menses, seit Mitte April litt Pat. an Appetitlosigkeit und Erbrechen. Der Arzt nahm Schwangerschaft an. Ende April empfand Pat. Schwäche in den Beinen und Schwindel beim Gehen. Anfang Mai wurde Pat. bettlägerig. Sie gab auf Befragen häufig gar keine oder verkehrte Antworten, wurde rasch apathisch, intellektuell getrübt.

Im Verlaufe der Krankheit trat dann rechtsseitige Extremitätenlähmung auf. Ende Mai zeigte sich Stauungspapille. Pulsverlangsamung.

Ich teile die Krankengeschichten der in Betracht kommenden Fälle mit:

Dementia-praecox-Gruppe.

Fall 1. E. H. aus P., 25 Jahre.

Aufnahme am 15. November 1910. Entlassen am 11. März 1911.

Die Großmutter mütterlicherseits war schwermütig. Sonst keine Heredität. Anamnestisch gibt der Vater an, daß Pat. stets schwächlich war. Sie hat sich normal entwickelt, in der Schule gut gelernt. Der Vater schildert sein Kind als stilles, sehr empfindliches, übelnehmerisches Wesen. Doch war sie nicht scheu und zurückgezogen. Über Eintritt und Verhalten der Menstruation kann der Vater keine Auskunft geben. Die jetzt bestehende Erkrankung ist schon lange vorbereitet. Mit 14—15 Jahren (1899) kam der erste Schub. Pat. stand damals auf das Bett, klagte über Leibschmerzen, der Vater meinte, sie sei damals ein „kleines bisle weg" gewesen. Sie machte auf ihn den Eindruck einer Fiebernden. Der Zustand dauerte 2 Tage. Ob die Menstruation damals eine Rolle spielte, ist nicht bekannt. Pat. konnte darauf $1^1/_2$—2 Jahre Stellungen als Dienstmädchen bekleiden.

Mit 17 Jahren (1902) wurde anläßlich des Todes der Mutter ein neuer Schub für die Umgebung merkbar. Pat. war aufgeregt, führte wirre Reden, z. B. sie habe einen Ballen Haare von der Mutter gefunden. Nach $^1/_2$ Jahr war Pat. soweit hergestellt, daß sie wieder in Stellung gehen konnte. Etwa mit 20 Jahren (1905?) kam sie wieder erkrankt nach Hause. Dieser neue Vorstoß des sich entwickelnden destruktiven Hirnprozesses war ernsterer Natur. Pat. zeigte leichte paranoide Wahn- und Größenvorstellungen. Sie wollte nicht arbeiten, lieber spazieren gehen, die Arbeit schicke sich nicht für sie, sie könne alles besser als andere. Außerdem hörte Pat. Stimmen, die über sie redeten, sie glaubte sich verfolgt, man vergiftete sie; Pat. wurde mißtrauisch. Die Stimmung war äußerst labil; Pat. zeigte bald grundlose Heiterkeit, um dann anscheinend ebenso grundlos zu weinen. Der Vater tat Pat. in eine Heil- und Pflegeanstalt (Pf.), aus der Pat. nach 6 Wochen geheilt entlassen wurde. Pat. konnte dann wieder Stellungen einnehmen, arbeitete auch zu Hause. Etwas Krankhaftes fiel der Umgebung nicht auf.

1910 zeigte Pat. wieder ernstere Symptome, die im Oktober 1910 sie als offenbar geisteskrank erkennen ließen. Sie blieb im Bett liegen, arbeitete nichts mehr. Der paranoide Symptomenkomplex trat immer deutlicher hervor. Es war ihr nichts gut genug, im Essen war Dreck und Gift, die Leute wollten sie schlecht machen. Eine Systematisierung der Äußerungen war nicht vorhanden.

Das sexuelle Moment fehlte nicht. Pat. hatte Heiratspläne, sprach über Liebesbriefe. Die Sorgfalt auf ihr Äußeres wechselte, bald frisierte sie sich beständig, bald gar nicht. Nachts war Pat. meist unruhig, sprach sinnlos. Menses zur Zeit wahrscheinlich fehlend.

Soweit die Anamnese des Vaters.

Zustandsbild bei der Aufnahme (15. November 1910):

Äußere Haltung und Gang der Pat. ist unfrei, gezwungen. Gesichtsausdruck stolz, hochmütig. Handschlag wird verweigert. Die Antworten sind schnippisch, Pat. lehnt zunächst alles ab mit: „Ich weiß nichts". Bei gütlichem Zureden gibt Pat. etwas mehr heraus. Die Redeweise ist dabei geziert; Pat. spricht in erzwungenem Schriftdeutsch, sehr von oben herab. Schon bei den ersten Antworten fällt auf, daß Pat. den untersuchenden Arzt vielleicht in etwas feindlichem Lichte sieht, ihn also möglichst im unklaren über ihre eigene Person zu lassen sucht.

Obwohl Pat. genau orientiert ist, wie sich später zeigt, gibt sie bei der Ortsfrage z. B. an: „In Tübingen (sc. bin ich) oder sonst wo. Ist das ein Irrenhaus oder ein Gefängnis, eine Besserungsanstalt oder ein Bildungshaus? Auf der Welt bin ich, das weiß ich." Ebensolche ausweichende Antworten gibt Pat. bei der Krankheitsfrage: „Ich weiß nicht (sc. ob ich krank bin). Je nachdem ich etwas gegessen habe; auf dem Rücken geht es so hin und her. Ich weiß nicht, was das ist; ich habe es in den Gliedern, ich bin abgespannt." Ihren Vater nennt Pat. Herrn H.

Autoanamnese und Krankheitsschilderung der Patientin.

Ich führe aus der Autoanamnese nur das an, was in der des Vaters nicht enthalten und das, was für Pat. charakteristisch ist.

Wie schon die ersten orientierenden Fragen an die Pat. zeigten, ist Pat. nicht mitteilsam; sie versucht während der Exploration eine vornehm-reservierte Haltung einzunehmen, die jedoch nicht natürlich, sondern durchaus gekünstelt, gemacht erscheint. Des öfteren konfabuliert Pat. mit der größten Selbstverständlichkeit.

Weiteres Eindringen in ihre Psyche lehnt sie oft ab mit der Bemerkung, sie sei jetzt ermüdet, sie wolle nun nicht mehr. An ihre Kindheit habe sie manchmal Erinnerungen, meist jedoch schlechte. Es habe ihr an der richtigen Heimat gefehlt, sie sei wohl anderer (besserer) Leute Kind. Sie empfinde keine Liebe zu ihrem Vater, er sei also wohl nicht der wirkliche. Hohe Abkunft leugnet Pat. auf direktes Befragen.

In der Schule hat Pat. gut gelernt, wenn sie einen Lehrer hatte, der ihr „das Lernen nicht verdrehte". Sie hatte einmal einen solchen Lehrer, der ihr „das Lernen sehr stark verdrehte".

Nach der Schule verließ Pat. bald das Elternhaus, da ihr „der Umtrieb zu Hause" nicht gefallen hatte. Es war zu Hause kein Zusammenhalt, alles sei nach seinem eigenen Kopfe gegangen; das konnte Pat. nicht ertragen. Vielleicht darf hier das erste deutliche Insuffizientwerden der Pat. angenommen werden. Die Zeit (etwa 1899) stimmt mit der vom Vater angegebenen ersten Erkrankung.

Aus ihren Äußerungen über ihre Stellungen, die sie dann einnahm, lassen sich verschiedene für die Psychose charakteristische Züge entnehmen:

Pat. war Dienstmädchen. Das Wort „Dienst" lehnt Pat. ab, sie sei „Mädchen" gewesen. Bei einer Herrschaft (Mutter und Tochter) fiel Pat. auf, daß die Tochter der Mutter nicht ähnlich sah. Sie nahm also an, daß es nicht die wirkliche Tochter war. Die bereits eingetretene leichte intellektuelle Insuffizienz zeigte sich auch in ihren Dienstverhältnissen. So fand sich Pat. einmal nicht mehr zurecht, wußte nicht, wem sie gehöre, weil immer so viel Leute zu der betreffenden Herrschaft kamen. Oder es wurde ihr zuviel zugemutet, so daß sie nicht alles bewältigen konnte. Ohne zu ausführlichen Angaben sich herbeizulassen, macht Pat. auch vage Andeutungen, daß man sie „gequält" habe. (In diese Zeit fällt auch der Tod der Mutter, die in „Kummer, Elend und Sorgen" starb, 1902).

Interessant ist nun, daß Pat. die Zeit, in der offenbar eine Menge krankhafter Sensationen sich bei ihr eingestellt hatten (1905), nach Amerika verlegt, obwohl sie nie in Amerika gewesen war. Sie gibt an, sie sei in Bremen abgefahren, habe einen Postdampfer benutzt, das Schiff habe unterwegs nirgends gehalten, habe in einer unbekannten Stadt gelandet. Auch in Amerika konnte sich Pat. nicht zurechtfinden. Sie fand keine „guten Menschen". Man verlachte und quälte sie, sprach nicht mit ihr, wie es sich gehört. Auch Stimmen belästigten die Pat. Eine eingehende Schilderung dieser Erlebnisse gibt sie nicht, sie sei ganz wirr im Kopfe, könne jetzt das nicht alles sagen. Um allen diesen Quälereien zu entgehen, sei sie nach Deutschland zurückgekehrt und habe auch in P. Genesung gefunden.

In der Folge (1906/10) dauerte die Insuffizienz der Pat. an, ihre pathologische Psychologie trat immer mehr hervor. Pat. fühlte sich von bösen Menschen mit zornigen Gesichtern verfolgt. Mit Gas und Gift sollte sie ermordet werden. „Verkehrte Stimmen" machten sie ganz dumm. Über die genauen zeitlichen Verhält-

Die Sektion ergab einen Tumor des linken Sehhügels. Mikroskopisch: Gliosarkom.

Eduard Müller 1905 hat ganz speziell seine Aufmerksamkeit auf die „Beeinflussung der Menstruation durch cerebrale Herderkrankungen" gerichtet. Müller konnte 5 Fälle sammeln. Ich referiere im Auszug seine Fälle:

Fall 1. Scharma K., 22 Jahre. Aufnahme 16. März 1905. Exitus 21. März 1905.

Anamnese: Pat. war stets gesund. Menses mit 13 Jahren stets regelmäßig. Ehe im Juni 1904. Bald darauf setzten die Menses dauernd aus, bei gesunden Genitalien. Außerdem traten häufiges Erbrechen und zeitweise Kopfschmerzen auf. Seit Oktober 1894 nahmen die cerebralen Erscheinungen zu. Der Kopfschmerz wurde stets heftiger, das Sehvermögen nahm ab. Aus dem Status ist hervorzuheben, daß Pat. leidlich kräftig gebaut war.

Die Diagnose wurde auf Kleinhirntumor gestellt.

Die Sektion ergab: Sarcoma cerebelli (vermis inferior).

Fall 2. Hawa H., 16 Jahre. Aufnahme am 9. November 1903. Entlassen am 14. Dezember 1903.

Anamnese: Menses traten mit 13 Jahren auf, waren durchaus regelmäßig. (Pat. ist virgo, Uterus ist auffallend klein.)

Seit $1\frac{1}{4}$ Jahr ohne erkennbaren Grund Menostasie; einige Monate später traten ziemlich plötzlich einsetzende, heftige Kopfschmerzen in der Stirnscheitelgegend beiderseits, häufiges Erbrechen und allgemeine Konvulsionen mit Bewußtlosigkeit auf. Seit dieser Zeit Kopfschmerzen, gelegentlich Erbrechen, Sehschwäche.

Die Diagnose lautete auf „schweren, sekundären Hydrocephalus, wahrscheinlich im Gefolge eines Tumors in der hinteren Schädelgrube".

Fall 3. Fräulein Maria K., 26 Jahre. Aufnahme 30. März 1905.

Anamnese: Pat. war regelmäßig menstruiert. Sie befand sich wohl bis Mai 1904. Damals blieben die Menses aus und kehrten bis jetzt nicht wieder (bei normalen Genitalien). Bald darauf traten Kopfschmerzen auf, namentlich im Hinterhaupt beiderseits und Erbrechen. Das Körpergewicht nahm auffallend und rasch zu. Vom September bis Weihnachten verstärkte Beschwerden. Augenschwäche, Drehschwindel.

Aus dem Status ist zu bemerken, daß Pat. kräftig gebaut ist.

Diagnose lautet auf Kleinhirntumor.

Fall 4. A. X., 29 Jahre, Frau.

Anamnese: Mit 8 Jahren Fall auf den Hinterkopf, war bewußtlos. Menses mit 21 Jahren, etwas unregelmäßig. Entwicklung der Mammae mit 22 Jahren. In der Zeit Anfall mit plötzlichem Hinstürzen ohne Aura, mit Drehschwindel und folgender Übelkeit. Seit 4 Jahren ohne erkennbaren Grund dauerndes Aussetzen der Menses, allmählich Herabsetzung der Sehschärfe, besonders links, sehr starke Kopfschmerzen, Erbrechen, Blasenschwäche, Anfälle mit Bewußtseinstrübung.

Eine sichere Diagnose konnte nicht gestellt werden. Vorhanden war intrakranielle Drucksteigerung bei starkem wohl sekundärem Hydrocephalus. Müller neigt doch der Meinung zu, es sei ein Tumor vorhanden gewesen.

Fall 5. 42 Jahre, Frau.

Im Mai 1903 Beginn der jetzigen Erkrankung mit dem Aussetzen der zuvor völlig normalen und regelmäßigen Menses, wahnsinnigem Kopfweh, Erbrechen, Ohrensausen, Schwindelanfällen beim Gehen und epileptiformen Anfällen. Allmähliche Erblindung.

Bei der Autopsie fand man ein Sarkom in dem rechten Occipitallappen.

In den oben in Kürze referierten Fällen ist also die Menostasie bei durchweg normalen Genitalien und befriedigendem Stand der Ernährung als erstes Symptom der Erkrankung aufgetreten. Es scheint also eine Amenorrhoe zu sein, die durch cerebrale Erkrankung bedingt ist.

Schließlich kam in der Tübinger Nervenklinik (Gaupp) noch ein Kleinhirnbrückenwinkeltumor zur Beobachtung, der ebenfalls Beziehungen zur Menstruation erkennen ließ. Der Fall ist ausführlich mitgeteilt in der Dissertation von E. Schnizer 1910 über Kleinhirnbrückenwinkeltumoren. Ich kann mich deshalb kurz fassen:

C. H., 42 Jahre. Pat. war stets regelmäßig menstruiert. Im August 1908 trat zum erstenmal Schwindel auf. Frühjahr 1909 Zusammenziehungen der linken Gesichtshälfte, dann Kopfschmerz, Abnahme des Sehvermögens. Aus dem Status vom Oktober 1909 interessiert uns die Angabe, daß seit 6 Wochen die Menstruation ausgeblieben war. Aus den vorhandenen Symptomen (Stauungspapille, 7., 8. Symptome, Reizsymptome der Pyramidenbahn usw.) wurde in der Nervenklinik (Gaupp) die Diagnose auf Kleinhirnbrückenwinkeltumor gestellt.

Die Operation (Blauel) fand am 1. und 10. November 1909 statt. Der Tumor (Fibrom) wurde an der vermuteten Stelle gefunden und entfernt.

5 Monate nach der Operation (März 1910) kehrte erst die Menstruation wieder, seit der Cessatio 6 Wochen vor der Aufnahme in die Nervenklinik (Oktober 1909).

Bei diesem Fall ist vielleicht die Unregelmäßigkeit der Menstruation auf das Klimakterium zu beziehen.

Wir haben also in den angeführten Fällen organische Affektionen des Nervensystems vor uns, die Anomalien der Menstruation erkennen lassen.

In der Mehrzahl der zitierten Fälle handelt es sich um Neubildungen im Zentralnervensystem, um Tumoren. Ausführlich wird die Diagnose angegeben in 12 Fällen. Der Sitz des Tumors ist verschieden:

Einmal Rückenmarkstumor (Leyden).

Viermal Basaltumor (Yamaguchi, Abelsdorff, Schnizer).

Von den 4 Basaltumoren waren zwei in der Gegend des Chiasma lokalisiert (Yamaguchi), einer in dem Kleinhirnbrückenwinkel (Schnizer), von einem fehlt die nähere Angabe (Abelsdorff).

Viermal Cerebellartumor (Bramwell, Müller).

Einmal Occipitaltumor (Müller).

Einmal Tumor im Thalamus (Bayerthal).

Ferner war angegeben:

Zweimal Hydrocephalus (Axenfeld, Müller).

Von anderen Erkrankungen des Nervensystems finden wir:

Paralyse (Petit).

Multiple Sklerose (Leyden).

Rückenmarksblutung (Leyden).

Syringomyelie (Eisenhart).

Akromegalie (Sternberg, Erb u. a.).

Retinitis (Cohn).

Ohne nähere Angaben sind die Fälle bei:

Türk — Paraplegie.

Powel — verhärtete Masse in der Substanz der rechten Hemisphäre.

II. Teil.

Die Beziehungen zwischen Menstruation und Nerven- und Geisteskrankheiten auf Grund eigener klinischer Beobachtung.

A. Menstruation und Psychosen.

Die Krankheitsfälle, die für vorliegendes Thema Interesse boten, gehören zur Dementia praecox-Gruppe, zum manisch-depressiven Irresein, zu den psychogenen Seelenstörungen.

nisse ist leider nichts zu eruieren, da Pat. hierüber keine Angaben macht. Ebensowenig gibt Pat. genauen Bescheid über ihre Menstruation. Sie soll mit 16 Jahren zum erstenmal aufgetreten sein, soll abwechselnd alle 14 Tage, dann alle 4 Wochen sich einstellen. Ausgeblieben ist die Menstruation angeblich nie. (Nach dem Vater fehlt sie zur Zeit, November 1910).

Über ihr Sexualleben macht Pat. keine Angaben.

Körperlich ist zu erwähnen, daß Pat. klein und grazil gebaut ist. Ernährungszustand befriedigend.

Verlauf der Psychose vom 15. November 1910 bis 11. März 1911. Auf der Abteilung bot Pat. bei oberflächlicher Betrachtung das Bild einer leichten Manie. Sie war mäßig motorisch erregt, die Gesichtsfarbe war frisch, das Mienenspiel lebhaft. Die Affektlage war heiter, Pat. sang in korrekter Weise, war gegen die Ärzte freundlich, manchmal witzig.

Dieses Zustandsbild veränderte sich langsam und stetig, Pat. wurde ruhiger, sang nur noch vereinzelt, schlief mehr, die Gesichtsfarbe verlor ihre Frische, die Bewegungen wurden langsamer und vereinzelter. Am 4. Dezember 1910 war ein deutlich ausgesprochener Stuporzustand erreicht, der bis zum 11. Dezember andauerte. Während des Stupors wurde versucht, Pat. einer Exploration zu unterziehen; sie fiel dem Zustand entsprechend aus.

Die Haltung der Pat. war steif, brettartig. Der Oberkörper wurde ganz gerade gehalten. Spontane Bewegungen des Kopfes oder der Extremitäten fehlten. Antworten erfolgen nach langen Pausen, werden mit leiser, flüsternder Stimme gegeben. Der Inhalt ist kärglich, meist „ja" oder „nein" oder „ich weiß nicht". Im Gesichtsausdruck liegt etwas Leidendes, die Stirne ist schmerzvoll verzogen; jede Antwort verstärkt den leidenden Ausdruck im Gesicht. Hin und wieder macht die Mimik den Eindruck der Pose. Örtlich und zeitlich ist Pat. genau orientiert. Sie hat Krankheitsgefühl, Arme und Beine seien so schwer, auf der Brust empfinde sie Schmerzen. (Keine Katalepsie, keine Echopraxie). Pat. hört Stimmen, die sie verspotten. Auch gibt Pat. an, daß sie manchmal Gestalten sehe. Zur ausführlicheren Mitteilung ist Pat. nicht zu bringen. Sie ist offenbar zu sehr gehemmt.

Auf der Abteilung lag Pat. den ganzen Tag zu Bett, sprach nichts, mußte zum Essen genötigt werden, rührte sich nicht, schlief viel. Das Gesicht war blaß und starr.

Dieser Stupor mit ausgesprochenster Hemmung auf allen Gebieten des psychischen Geschehens wurde auffallend plötzlich am 11. Dezember gebrochen, nachdem er 8 Tage angehalten hatte. Pat. kam in eine manische Phase hinein, die diesmal ziemlich hohe Grade der Erregung erreichte. Der Affekt war zunächst ein durchaus heiterer, Pat. sang laut und andauernd, machte Witze, lachte. Dann trat eine Neigung zum Querulieren auf, Pat. schimpfte über die miserable Kost, sie verdiene ein anderes Essen. Gegen die Ärzte blieb sie jedoch stets freundlich. · In dieser Zeit zeichnete Pat. auch, so u. a. ein weibliches Wesen, das in der Genitalgegend einen Gegenstand trug, den Pat. als „Freßbeutel" bezeichnete. Einen solchen Freßbeutel nehme man in das Theater mit und nasche daraus. Nachts im Bette nasche die Ehefrau auch daraus. Sei der Ehemann da, so dürfe der mitnaschen. Daß die Zeichnungen mehr wie kindlich ausfielen und für den gesunden Menschen keinerlei Sinn hatten, sei kurz erwähnt.

Bei der Exploration ist Pat. diesmal sehr mitteilsam, sie redet anhaltend, allerdings in zerfahrener und zusammenhangloser Weise. Es gelingt nur schwer Pat. zu fixieren. Die Antworten werden schalkhaft gegeben, oft mit der Tendenz, den Untersucher irgendwie zu bewitzeln. So gibt Pat. auf die Frage nach ihrem Stupor an, sie habe in der Zeit ihre Gedanken sammeln müssen; dann, sie habe die Leute anschauen müssen, um sie wiedererkennen zu können, wenn sie sie einmal finden müsse. Irgendwelche Sinnestäuschungen in der Zeit werden negiert.

Als Beleg für ihre zerfahrene Redeweise möge folgendes Stenogramm dienen: „Warum schwört der Soldat?" (Arzt: Treue). „Treue für sich oder das Vaterland?" „Warum liegt in Stuttgart Infanterie?" „Warum kam mein Bruder nicht nach Stuttgart zum Militär?" „Er hätte dann nach Hause kommen können, dann wären wir besser erzogen worden, ich wäre dann nicht hier."

„Wie heißt Ihr Großvater? Haben Sie einen Großvater?" „Ich bekomme schlechte Kost, das habe ich nicht verdient, ich habe keine Brille auf. (Arzt trägt Brille). Seien sie froh, daß ich Ihnen das wenige von Herzen gönne. Ich lass' mich nicht Frauenzimmer heißen, wenn ich nach P. komme oder gewöhnliches Weibsbild. Wissen Sie, was der Leutnant sagte, man kann Sie doch nicht noch anbeten, weil ich gebügelt habe. Er hat mich gebeten, seine Lackschuhe zu binden. Ich habe meine Arbeit treu und ehrlich gemacht, solange ich konnte, bis ich zum Arzt mußte, was hat der Arzt gesagt, der Leutnant hat gesagt, er hat noch nie gewaschen, seine Frau auch nicht, ich habe schon dreimal gewaschen. Der Leutnant wollte seine Frau für sich und nicht für die Frau Hauptmann, warum heiratet der Mann. So eine Schickse bin ich nicht. Weiß nicht, was ich darüber denke, vielleicht denken auch die in P. Mein Bruder hat mir heute gesagt, in ihren Adern flösse blaues Blut."

Auf der Abteilung trat das manische Zustandsbild, das nur durch die Züge eines hebephrenen Schwachsinns getrübt wurde, noch deutlicher hervor. Da Patientin nachts laut war, sang und pfiff, schimpfte, nach Essen verlangte, mußte sie auf die unruhige Station verlegt werden. Hier trat am folgenden Tage eine relative Beruhigung ein, alle manischen Symptome (motorische Erregtheit, sprachmotorische Erleichterung, heiterer Affekt) traten zurück, um am darauffolgenden Tag wieder hervorzutreten (14. Dezember) und bis zum 16. Dezember zu exacerbieren. Es muß allerdings hier bemerkt werden, daß eine Mitpatientin, eine rustikane Manie mit stark ausgeprägter sexueller Erregtheit, mit unserer Pat. in heftigen Streit geriet und daß sie sich gegenseitig in den Affekt hineinsteigerten. (Den Einwand, daß die manische Mitpatientin die alleinige Schuld an der Erregung trage, kann man durch die Tatsache entkräften, daß Pat. H. erst wegen einer schon ausgebrochenen Erregung auf die unruhige Abteilung kam, auf der sich die andere Pat. befand.) Zwischen beiden Kranken kam es zu Streitszenen, wobei die Pat. H. in heftigster Weise schrie und mit dem Bettzeug um sich schlug. Auch unabhängig von Pat. Sch. zeigte unsere Kranke das nämliche Verhalten. Am 15. Dezember trat die Menstruation ein und dauerte bis zum 17.

Der Höhepunkt der Erregung fiel auf den 16. Dezember. Pat. befand sich im Bade, schimpfte viel, sang laut, spritzte mit Wasser. Am 17. wurde Pat. etwas ruhiger. Gegen Ref. ist sie wie immer freundlich, bezeichnet ihn als ihren Freund, der ihr die Schönheit raube: „denn er habe schöne Zähne und sie nur eingesetzte".

Als Pat. auf eine andere Abteilung verlegt wurde, trat nochmals ein eintägiger Erregungszustand ein, der rasch abklang (20. Dezember).

Am 21. wurde Pat. bereits auffallend ruhig, sie sang nicht mehr, schimpfte wenig, wurde im Gesicht blässer. Diese Veränderung machte stetige Fortschritte, bis man am 27. Dezember den Zustand wieder als Stupor bezeichnen konnte. Die Hemmung auf allen Gebieten beherrschte wiederum das Bild. Dieser Zustand hielt diesmal 6 Tage an, vom 27. Dezember bis 1. Januar 1911. Die Hemmung war nicht so stark ausgesprochen wie das erstemal.

Am 2. Januar 1911 fing Pat. plötzlich an zu lachen; sie erzählte spontan, sie habe die Tage her nichts geredet, weil sie in einem schmutzigen Bett gelegen habe. Wenn sie aus diesem Bett nicht herausgekommen wäre, hätte sie noch großen Lärm gemacht.

Bei der Exploration (3. Januar 1911) zeigte sich Pat. wieder zugänglich und freundlich. Ihre Antworten waren kurz und ironisch. Sie machte das Geständnis, daß sie eigentlich von den Vorgängen in ihrem Innern noch niemand etwas erzählt habe, solche Dinge teile sie höchstens ihrem Hausarzte mit.

Auf der Abteilung steigerte sich die Erregung, bis sie am 6. Januar ihren Höhepunkt erreichte. Pat. — im Bad — sang wieder laut, spritzte mit dem Wasser. Dem Arzte gegenüber war sie witzig und schlagfertig; so äußerte sie einmal, als sich der Arzt nebenan lange bei der Visite aufgehalten hatte und zu ihr kam: „Ist jetzt die Besichtigung und Fütterung sämtlicher Raubtiere vorüber?"

Der 7. und 8. Januar brachte ein Sinken der Erregung, der 9. ein Ansteigen und am Abend wieder ein Zurücktreten der Symptome. Am 10. und 11. Dezember erreichten die manisch-hebephrenen Symptome wieder hohe Grade.

Vom 11.—13. Januar flossen die Menses.

Am 13. Januar war Pat. bereits wieder so apathisch, daß sie spontan nicht mehr sprach. Jedoch setzte jetzt bereits am 15. Januar wieder eine Erregung ein, wozu ein Streit mit einer Mitpatientin beigetragen haben mag.

Am 16. Januar Exploration. Pat. gibt an, in den erregten Tagen besonders viel Stimmen gehört zu haben; die Stimmen hatten beleidigenden Inhalt, Pat. geriet dadurch in Zorn, glaubte sich gegen die Verdächtigungen der Stimmen zur Wehr setzen zu müssen. Die Stimmen warfen ihr vor, sie unterhalte ein sexuelles Verhältnis. Außerdem vernahm Pat. „Gegenstimmen", die sie aufforderten, sich nicht von den Burschen unterdrücken zu lassen. So habe Pat. sich wehren müssen für ihren guten Namen, sie könne kein Geschwätz über sich aufkommen lassen.

Um den bereits deutlich vorhandenen Schwachsinn zu demonstrieren, zitiere ich die Angaben der Pat. über den „Burschen". Er war im Dienst eines Leutnants. Tatsächliche sexuelle Beziehungen zu ihm will Pat. nicht gehabt haben. Er habe sie nur stets ausgelacht und verspottet. Eines Tags habe er gesagt: „So ist es, Herr Hauptmann, wenn man zwischen zwei „Rosen" sitzt." Rosen bedeuteten „Mädchen". Sie sei auch einmal zwischen zwei Burschen gewesen.

Von ihrem Innenleben gibt Pat. an, daß sie Tag und Nacht darüber nachdenken müsse, was eigentlich hier vorgehe, sie komme gar nicht daraus, was das alles bedeuten solle; die Ärzte kämen und gingen, einer nach dem andern, sie wisse gar nicht warum.

Die Erregung dauerte in wechselnder Intensität bis 27. Januar. Der Höhepunkt wurde am 23. Januar erreicht. Pat. zerreißt das Hemd, fertigte „Gedankenbuchstaben" von den Fetzen an. Aus den abgerissenen Streifen legt Pat. Figuren und Buchstaben zusammen. „Das ist ein Anker, das bedeutet Hoffnung auf Wiedersehen."

Am 28. Januar weicht die pseudomanische Phase der Depression, nachdem schon der 24. Ruhe gebracht hatte, der jedoch nochmals eine Erregung folgte. Diese Pseudodepression war wieder sehr tief, Antworten gab Pat. keine mehr, höchstens nach langen Pausen „ja" oder „nein".

Ungefähr nach einem Menstrualtermin (26 Tagen) am 7. Februar trat wieder der Umschlag ein. Pat. — im Bad — spritzt, schüttet den Kaffee ins Wasser. Die Menstruation trat diesmal nicht ein.

Die Erregung dauerte mit Schwankungen bis zum 23. Februar, wo der Stupor wieder begann. Am 28. hatte die allseitige Hemmung hohe Grade erreicht. Noch in die Zeit des Stupors fiel der Eintritt der Menstruation (26 Tage nach dem supponierten Mensestermin am 7. Februar; 52 Tage nach den letzten tatsächlich eingetretenen Menses, am 11. Januar) vom 3.—5. März.

Noch während die Periode floß, am 5. März wurde Pat. wieder in alter Weise hebephren erregt.

Zur Erklärung ihres stillen Verhaltens gibt Pat. wiederum an, sie habe Stimmen und zwar die ihrer beiden „ungeheuren Brüder" gehört. Der Inhalt der Stimmen war wiederum sexueller Natur: man forderte sie auf, einzugestehen, wann sie sich ihr Kind habe abtreiben lassen. Dadurch werde ihr Mädchencharakter verletzt und deshalb müsse sie so ruhig daliegen.

Von charakteristischen Äußerungen in diesem letzten beobachteten Abschnitt der Psychose seien noch angeführt: „Ach Gott, man hat es nicht leicht, wenn man so schwer zu tragen hat. Es springt auch eine ledige Frau der andern nach. Ich spreche römisch, sie katholisch und wenn ich das nächstemal wieder zur Kommunion komme... Wahrscheinlich, daß ich Nerven habe. Sehen Sie mal, ich habe blaues Blut, das sind blaue Adern, mich hat es doch nicht gefroren. Ach Gottle, sprachs Lottle, 7 Kinder und kein Mann".

Am 11. März 1911 wurde Pat. in leicht erregtem Zustand ungeheilt nach W. übergeführt.

Psychose und Menstruation.

Die vorliegende Erkrankung ist ein Fall von Dementia praecox. Die Psychose setzte in der Pubertät ein und verlief in mehreren Schüben, die jeweils von Remissionen gefolgt waren. (1899, 1902, 1905, 1910.) Die Hauptsymptome der Psychose sind: Krankhafte Eigenbeziehung, paranoide Wahnvorstellungen, Größenideen, Stimmen, geziertes Wesen, gekünstelte Sprache, Negativismus, zerfahrene Reden, affektive und intellektuelle Schwäche.

Der Eintritt der Menstruation bei der Patientin ist unbekannt. Bei der Aufnahme in die Klink haben angeblich die Menses zessiert. (Vaters Angabe, dann die Tatsache, daß Patientin Mitte November aufgenommen und erst Mitte Dezember menstruiert wurde.) In der Klinik trat die Periode am 15. Dezember, 11. Januar, — Februar, 3. März ein.

Im Verlauf der Psychose war die Tatsache interessant, daß die stuporösen Zustände zwischen zwei Menstruationstermine fielen, während in den pseudomanischen Phasen die Periode eintrat. Jedoch muß bemerkt werden, daß bei der Menstruation am 3. März der Stupor noch zwei Tage bestand, um erst dann durchbrochen zu werden.

Das Gesagte möge durch folgende Tabelle illustriert werden:

1. Stupor vom 4.—11. Dezember,
   Erregung vom 12.—24. Dezember,
   Menses vom 15.—17. Dezember.
2. Stupor vom 27. Dez.—1. Januar,
   Erregung vom 2. Jan.—26. Jan.,
   Menses vom 11. Jan.—13. Jan.
3. Stupor vom 29. Jan.—6. Febr.,
   Erregung vom 7. Febr.—21. Febr.,
   Supponierte Menses vom 7. Febr.—9. Febr.

4. Stupor vom 23. Febr.—5. März,

Erregung vom 6. März — ? (Entlassen am 11. März.)

Menses vom 3. März—5. März.

Wie aus der Tabelle ersichtlich ist, blieb im Februar die Periode aus. An dem supponierten Termin (7.—9. Febr.) löste sich wie früher der Stupor und die Erregung begann.

Die Stuporzustände waren stets einheitlich, d. h. sie dauerten mehrere Tage (8, 6, 10, 11) gleichmäßig an. Die Erregung zeigte große Schwankungen, stellte nie eine einheitliche Kurve (Welle) dar. Zornausbrüche in dieser Zeit waren öfters auf äußere Anlässe zurückzuführen.

Fall 2. J. F. aus W. Geboren November 1878.

Aufnahme 25. September 1910.

Anamnese (Mann). Keine bemerkenswerte Heredität. Als Kind kräftig, in der Schule gut gelernt. 1903 Ehe. Vier gesunde Kinder. Pat. war nie besonders heiter, mehr etwas gedrückt, still, nicht gesprächig. Ihr Ehemann schildert sie als fleißig, etwas reizbar, empfindsam. Pat. war stets gesund.

Jetzige Erkrankung:

1909/10 ließ sich Pat. 5 Zähne extrahieren, die bis Juni 1910 eiterten.

Im Frühjahr 1910 klagte Pat. über Unterleibsbeschwerden und Ausfluß aus den Genitalien. In der Zeit war Pat. aufgeregt, sprach hastig, wurde reizbarer. Im Juli fiel dem Ehemann auf, daß seine Frau verkehrt sprach. Pat. wurde sehr religiös. Nachts stand Pat. einmal auf, um nach ihren Kindern zu sehen, sie meinte, diese müßten sterben. Im Juli fand Pat. nachts keinen Schlaf mehr, war unruhig, verweigerte die Nahrung, lief zwecklos geschäftig hin und her, sammelte Steinchen auf dem Felde, trug diese zusammen.

Pat. hatte bei diesem Tun Zwangsgefühl, sie äußerte zu ihrem Manne, das müsse sie tun. Im August trat eine Remission ein, Pat. drängte zur Arbeit, war jedoch unbeständig. Im September versuchte Pat. andauernd zu arbeiten, ohne ein Verständnis dafür zu haben. Sie hatte Angst und betete auf offenem Felde. Selbstmordgedanken, Versündigungsideen, Verfolgungswahn, Stimmen hat der Ehemann nicht beobachten können. Jedoch sah Pat. Himmelserscheinungen, über die sie sich nicht aussprach.

Der Eintritt der ersten Periode ist nicht bekannt. Seit einem Jahre leidet Pat. (nach ärztlichem Bericht) an mäßigen Menorrhagien bei fast normalem Zustand der Genitalien (Uterus mäßig geschwellt und gesenkt). Die Periode wurde unregelmäßig mit Beginn der Erkrankung im Frühjahr 1910. Während der Blutung trat eine Verschlimmerung der Krankheit ein (Ehemann).

Zustandsbild und Verlauf der Psychose.

Bei der Aufnahme ist Pat. erregt und ängstlich. Aus einem Gesangbuch liest sie Liederverse ab. Die Sprechweise ist rasch, Pat. achtet nicht auf den Sinn. Fragen bleiben unbeantwortet. Als Pat. zur Abteilung soll, klammert sie sich an ihren Gatten, will nicht von ihm fort. Im Reinigungsbad wiederholt Pat. in monotoner Weise: „Ich will zu meinem Mann, zu meinem Mann." Dabei wird Pat. erregt, verlangt nach ihren Kleidern, wird agressiv gegen andere Pat. und Pflegerinnen. Aus einer Wickelung befreit sie sich in kurzer Zeit wieder. Mit ihrem Oberkörper macht Pat. stundenlang dieselbe rhythmische Bewegung und wiederholt in monotonster Weise: „Der liebe Gott soll mir meinen Mann und meine Kleider schicken oder lass' mich gehen, ich fall in Gottes Hände". Diese Sätze werden mit solchem Nachdruck herausgeschrieen, daß der Pat. der Schweiß von der Stirne tropft und daß sich mitunter eine über faustgroße Anschwellung der

Schilddrüse zeigt (normaliter hat Pat. eine unbedeutende Struma), die wieder zurückgeht, wenn Pat. einmal das Brüllen sein läßt. Pat. ist dabei völlig unbeeinflußbar durch die Außenwelt, reagiert auf keine Frage.

Dieser Zustand besteht mit nur unwesentlichen Abänderungen bis heute (April 1911).

Pat. verweigerte bald die Nahrung, so daß zur Sondenernährung gegriffen werden mußte. Vorübergehend aß Pat. wieder einmal spontan, besonders wenn ihr die Nahrung von einem Arzte gegeben wurde, der ihr keine (Hyoscin-) Einspritzung gemacht hatte.

Einen Sinn der Worte konnte man meist bei der typisch verbigerierenden Pat. nicht herausfinden. Verständliche Äußerungen waren: „Ich bitt um Millionen Geld, laßt mich zu meinem Mann, telephoniert ihm doch, ich kann sonst nicht leben, bringt meinen Mann, meine Uhr und mein Gebetbuch. Mein Mann hat meinen Kampf nicht verstanden, der hat geheult."

Bei der Fütterung sprach Pat. oft: „Im Namen Gottes, des Vaters und des Sohnes und des heiligen Geistes Amen." Vor und sofort nach der Fütterung verbigerierte Pat. anhaltend: „Der liebe Gott soll mich zu meinem Mann und meinen Kindern lassen". Eine Zeitlang brüllte Pat. ununterbrochen: heilig, heilig . . . . oder geistlich . . . . . . Einmal sagte sie, sie sage „geistlich", weil sie eine geistliche Verbindung habe. Nach diesem Satz wurde jede weitere Auskunft verweigert.

Im Januar nahm Pat. von der Anwesenheit der Ärzte Notiz und richtete an den fütternden Arzt folgende Epistel (Pat. blieb dabei zusammengekauert sitzen, die Hände vor das Gesicht gepreßt): „Was brauchst den Schlauch. Friß ihn selber, du Sausäckel! Leck mich am Arsch. Ich bin evangelisch. Luder, traurige. Ich will in die Kirche, zu meinen lieben Kindern. Herrgottsbande. Tropf miserabliger, liedriger Lumpensäckel. Du bist net wert, daß man du zu dir sagt. Was ist der Herr Dr. L. und V. für ein netter Herr gewesen (frühere Ärzte). Du bist net wert, daß mer dich anguckt. Von dir will ich nix. Ich guck doch so einen Lumpensäckel nicht an."

In der Klinik traten die Menses bis heute nicht ein (April 1911). Schwankungen der Psychose etwa im Intervall von 4 Wochen konnte ich nicht feststellen.

Psychose und Menstruation.

Die Vorläufer der Erkrankung lassen sich bis in das Frühjahr 1910 zurückverfolgen. Die Menstruation wurde mit Beginn der Psychose unregelmäßig. In den folgenden Monaten fiel dem Ehemann auf, daß seine Frau zur Zeit der fließenden Menses kränker war. Im September 1910 erfolgte die Aufnahme in die Klinik. Vom September bis April blieb der psychotische Zustand annähernd derselbe. In den 7 beobachteten Monaten zessierte die Menstruation vollständig. Objektiv nachweisbare periodische monatliche Schwankungen zeigte die Psychose nicht.

Fall 3. L. S. aus L. Geboren März 1884.

Aufnahme 21. September 1910. Exitus letalis: 24. Januar 1911.

Anamnese: Pat. ist erblich belastet. Vater Potator, Mutter und Schweter starben an Phthise.

In der Schule hat Pat. gut gelernt. Pat. war stets eigen, sonderte sich ab, kein Mensch war ihr gut genug. Zeitweise war Pat. verstimmt. Arbeitete bis 1906 bei ihrer Mutter, war fleißig und solide, sparsam. Schleichendes Einsetzen der Krankheit seit 4 Jahren (1906). Pat. äußerte in einer Stellung Verfolgungs- und

Vergiftungsideen. Sie gab deshalb ihre Stellung auf, ging zu einer andern Herrschaft (1907). Auch hier traten solche krankhafte Eigenbeziehungen auf. Pat. glaubte, man wolle ihr den ehrlichen Namen rauben, man tue ihr Gift in das Essen. Deshalb wiederum Stellenwechsel. In der Folge blieb jedoch das Wahnsystem unverändert bestehen. Pat. nahm an, eine Herrschaft habe die andere gegen sie aufgestiftet. Selbst die Schutzleute schauten sie seltsam an. Darüber wurde Pat. erregt, schimpfte auf die vermeintlichen Schlechtigkeiten der Menschen.

1908/09 machte Pat. größere Reisen, um in entfernteren Städten Ruhe zu finden. Jedoch traf sie überall auf dieselben Verfolgungen. Pat. hörte auch viel Stimmen in dieser Zeit.

Vor etwa 3 Wochen verließ Pat. das Bett nicht mehr, sprach fast nichts; Nahrungsaufnahme schlecht, Gewichtsabnahme (30 Pfund).

Die Menstruation trat mit $17^1/_2$ Jahren auf, war regelmäßig bis 1907. 1907 setzte die Blutung ein Vierteljahr lang aus. Zur Zeit der fälligen Menses empfand Pat. Molimina. Nach einem Vierteljahr floß die Blutung wieder regelmäßig. Seit Mai 1910 sind die Menses ausgeblieben.

Aufnahmebefund und Verlauf der Psychose.

Pat. gibt leicht widerstrebend Antwort. Sie ist völlig orientiert. Motorisch ist sie geschäftig-unruhig, sie grimassiert lebhaft, die Bewegungen der Hände sind maniriert. Die Oberschenkel werden fest zusammengepreßt. Aus dem psychischen Status zitiere ich: Pat. glaubte sich von schlechten Menschen verfolgt, sie hört deren Stimmen, kennt sie jedoch nicht. Inhalt der Stimmen ist sexuell. Pat. soll mit einem Eisenbahner Verkehr gehabt haben. Am Körper glaubt Pat. mißhandelt zu werden, an Augen, Zähnen, Herz, Füßen. Die Worte der Pat. werden von Stimmen wiederholt. Pat. zeigt Wortneubildung: Sie ist in einem Krankenhaus „gegenbehandelt" worden. Statt Abführmittel hat man ihr „Gegenmittel" gegeben.

Aus dem körperlichen Status ist zu erwähnen:

Ernährungszustand gut. Lungenbefund: Dämpfung links oben. Hinten bis unterhalb der Spina scapulae, vorne bis zur 2. Rippe. Verschärftes Atmen: mittelblasige, feuchte Rasselgeräusche.

Die Psychose verlief langsam progressiv. Katatonische Symptome waren wenig ausgebildet. Im Vordergrund standen die paranoiden Wahnbildungen, meist sexueller Natur. Erregungszustände oder akute Phasen kamen keine zur Beobachtung.

Die körperlichen Mißempfindungen wurden physikalisch begründet, mit dem elektrischen Strom mache man ihr das Gesicht ganz schauderhaft, an den Genitalien mißhandle man sie. Häßliche Worte müsse sie gegen ihren Willen aussprechen. Das Grimassieren, Worte vor sich hin murmeln blieb dauernd erhalten. Der tuberkulöse Prozeß in der Lunge brachte Pat. in ihrem Ernährungszustande sehr herunter. Im Dezember 1910 konnte man mit zunehmender körperlicher Schwäche bemerken, daß die psychotischen Erscheinungen zurücktraten. Pat. wurde etwas zugänglicher, nahm Arznei, ohne Vergiftungsideen zu äußern; die körperlichen Mißempfindungen bestanden jedoch noch unverändert fort. Im Januar 1911 nahm die tuberkulöse Kachexie mehr und mehr zu. Die Psyche wurde dabei wesentlich freier. Pat. verlangte spontan nach Morphium, war dankbar für alle ärztlichen Anordnungen. Am 24. Januar 1911 trat der Exitus letalis ein.

Psychose und Menstruation.

Es handelt sich im vorliegenden Fall um Dementia praecox und zwar um eine paranoide Form der Erkrankung. Kompliziert wurde die Psychose durch schwere Lungentuberkulose. Lungenerkrankung und Psychose verhielten sich umgekehrt proportional. Die Menstruation trat mit $16^1/_2$ Jahren auf, floß regelmäßig bis zu dem deutlichen Hervortreten der Psychose (1907). Nach drei Monate langem Aussetzen kehrte sie regelmäßig wieder bis Anfang 1910, wo abermalige Cessatio eintrat, die bis zum Tod der Patientin anhielt. Es ist kaum erlaubt, das Verhalten der Menstruation nur der Psychose zuzurechenn, da Patientin tuberkulös war. Bei schwerer Tuberkulose kommen sowohl Amenorrhöe als auch profuse Blutungen vor. Amenorrhöe ist häufiger. Immerhin darf wohl das Zessieren der Menstruation beim deutlichen Beginn der Psychose (1907) und beim stärkeren Hervortreten der Symptome (Anfang 1910) mit der Hirnerkrankung in Zusammenhang gebracht werden.

Fall 4. E. M. aus L. Geboren Juli 1890.
Aufnahme 16. September 1909.
Anamnese (Eltern). Heredität: Vater Psychopath. Vatersbruder geisteskrank. Vatersmutter starb durch Suicid. Mutterseite neuropathisch.

Pat. hat sich normal entwickelt, gut gelernt, war fleißig zärtlich. Mit 14 Jahren kam Pat. nach E. in Pension. Von da kam sie verändert zurück, sprach ein Kauderwelsch von Englisch und Deutsch. Wollte einen Beruf ergreifen, Schauspielerin, Lehrerin werden. Für den Haushalt kam sich Pat. zu gut vor. Zu Hause las Pat. viel, bald das, bals jenes. Allmählich wurde Pat. auffallend ruhig, starrte viel vor sich hin, benahm sich abweisend und unfreundlich gegen die Mutter, war reizbar.

Pat. bestand auf ihren Plänen, Lehrerin zu werden, sie wollte auf eigenen Füßen stehen. Die Eltern ließen sie eine Vorbereitungsschule für Lehrerinnen in S. besuchen. Vor 7 Wochen unterzog sich Pat. einem Examen in der englischen Sprache mit sehr schlechtem Erfolg. Pat. war darüber sehr aufgeregt, warf sich verzweifelt vor ihr Bett. Bei einer Erholungsreise nach V. wollte Pat. ins Wasser gehen, konnte nur mit Mühe zurückgehalten werden. Sie sagte dann, es sei gleich, ob es jetzt oder später geschehe, die Mutter tue ihr leid, der Vater werde den Schmerz schon überwinden.

Die Menstruation trat mit 14 Jahren auf, zessierte seit dem 16. Lebensjahr (1906).

Aufnahmebefund und Krankheitsverlauf.

Pat. ist besonnen, leicht depressiv. Sie hat Krankheitsgefühl, klagt über Veränderung, Gleichgültigkeit, Interesselosigkéit. Die Stimme ist leise, die Sprache abgesetzt, stockend. Pat. fühlt sich öde im Kopfe. Es geht ihr nichts mehr leicht von der Hand. Selbstvorwürfe, Suicidgedanken. Es ist schwer, Pat. zu explorieren. Pat. äußert sich nur wenig über ihren Zustand, fängt Sätze an, ohne sie zu vollenden. Der Arzt muß beständig nachhelfen. Die Haltung der Pat. ist steif, gezwungen, es erfolgen nur selten Bewegungen. Am meisten fällt auf, daß Pat. bei der Unterhaltung nichts von Affekt zeigt, sie verhält sich merkwürdig indifferent. Von ihrem Aufenthalt in E. erzählt Pat., sie habe dort oft Heimweh gehabt nach Deutschland, habe keinen ordentlichen Anschluß gefunden. Eine eingehende Schilderung ihres Tuns und Treibens dort kann Pat. nicht geben.

Im Herbst 1907 trieb Pat. Französisch in S. Das Arbeiten ging gut. Zu Hause beschäftigte sich Pat. mit Englisch, Französisch, Musik. Mit der Mutter stellte sich Pat. nicht besonders gut; sie schloß sich seit der Rückkehr aus E. besonders an ihre Schwester an. Pat. glaubt, daß die Luftveränderung sie angegriffen habe, sie fühle sich schwach, ihre Stimmung sei gedrückt, es kämen ihr so traurige Gedanken. Sie sei gleichgültig geworden, manche Ansichten seien ihr nicht richtig oder komisch vorgekommen, sie habe nicht so auf die Worte geachtet, sondern auf die Meinungen. Während der Unterhaltung seien oft Gedankenablenkung und Zerfahrenheit aufgetreten. Bei der Erholungsreise nach dem mißlungenen Examen hatte Pat. die Empfindung, ihrer Schwester im Wege zu stehen. Man habe sie dort sehr mißverstanden, es sei ihr alles nicht so ganz klar gewesen, sie sei nicht draus gekommen.

Auf der Abteilung verhielt sich Pat. ablehnend gegen Mitpatienten, war jedoch ruhig und geordnet. Sie beschäftigte sich mit Handarbeit oder Lektüre, jedoch ohne Interesse. Das Benehmen war unfrei, die Sprache stockend, abgesetzt. Appetit schlecht. Im November wurde Pat. leicht stuporös, lag finster zu Bett, war gänzlich unzugänglich. Zur Pflegerin äußerte sie einmal, sie werde hier in der Klinik ganz falsch behandelt, man verstehe sie nicht, sie sei anders gebildet, es sei ihr alles verhaßt, sie wolle nach Hause.

Pat. entwickelte auch Wahnideen: Die Oberin wolle sie „an ihre Gedanken gewöhnen", um sie an einen Offizier zu verheiraten. Gegen das Essen sträubte sich Pat. mit Worten wie: „Der Mensch ist frei und würd' er in Ketten geboren". Pat. halluziniert, fragt plötzlich: „Wer ist hier", antwortet mit „ja" und „nein". Gelegentlich ist Pat. ganz heiterer Stimmung, ohne darum mitteilsam zu werden. Sie halluziniert dann wohl mit angenehmem Inhalt.

Im Februar 1910 wurde Pat. etwas freier. Sie übersetzte aus dem Englischen, unterhielt sich und spielte mit anderen Kranken. Mit dem Arzte kam jedoch keine Aussprache zustande.

April 1910 war Pat. gelegentlich erregt, sie drang auf Entlassung, machte Lärm, klingelte unaufhörlich. Nachts übernahm Pat. oft die Nachtwache, führte es ernsthaft durch, sagte der Pflegerin, wenn gestochen (Kontrolluhr) werden müsse. Auf Stimmen, die Pat. hörte, antwortet sie im Telephonstil: „M. hier, nein, geht mich nichts an. Was will ich denn davon, nein, ich danke, ich reise morgen nach S."

Im November 1910 gab Pat. etwas von dem Inhalte der Stimmen heraus. Sie hörte Stimmen von Ärzten der Klinik, dann Stimmen, die sich billigend zu ihren Anschauungen äußerten. Manchmal sprachen die Stimmen von früheren Erlebnissen, von ihren Literaturstudien. Die Stimmen der Ärzte seien untereinander nicht einig. sie (Pat.) finde auch, daß die Menschen von verschiedenen Gegenden auch verschiedene Krankheiten hätten. Sie habe Interesse an der Medizin und Professor G a u p p sei damit einverstanden.

Ende Januar 1911 wurde Pat. wiederum sehr erregt; sie hörte, wie ihr Name besudelt wurde. „Ich verbitte mir das, ich bin keine Verbrecherin. Ich bin dann. Das ist unter meinem Stand. Ich habe keinen Staatsrespekt. In meinem Stande gelten solche Zwangsmaßregeln nicht. Wenn mein Name benützt wird, habe ich auch das Recht, aus dem Saal zu gehen. Eine Dame von 21 Jahren weiß, was sie will."

In einer kurzen Erregung im April tat Pat. folgenden Ausspruch: „Ich bin doch kein Klosett. Ich will mich nicht immer nur benützen lassen".

Die Periode trat in der Klinik im Jahre 1910 dreimal auf:

3.—9. Juni; 13.—14. Oktober; 8.—9. Dezember.

Im Jahre 1911 (beobachtet bis April):

14.—15. März.

Objektiv konnte in diesen Zeiten keine Veränderung festgestellt werden; subjektiv klagte die Pat. im März über eine gesteigerte Reizbarkeit.

Psychose und Menstruation.

Das Krankheitsbild gehört in die Gruppe der Dementia praecox, speziell zur Hebephrenie. Die Menstruation setzte mit 14 Jahren ein, war regelmäßig bei normalen Genitalien. Mit 16 Jahren zessierte ohne ersichtlichen Grund die Periode. In diese Zeit (1906) fiel auch der schleichende Beginn der Erkrankung. Patientin kam „verändert" von E. ins Elternhaus zurück, sprach auffallend, machte Zukunftspläne ohne energisches Durchführen.

Zum erstenmal trat nach 4 jähriger Pause in der Klinik die Periode wieder auf im Juni 1910. An der Psychose änderte sich nichts. In den folgenden Monaten blieb die Periode wiederum aus, floß erst wieder im Oktober 1910, dann wieder im Dezember und März 1911. Die Erregungszustände, die Patientin hin und wieder zeigte, ließen keine Beziehungen zur Menstruation erkennen, sie traten zu jeder beliebigen Zeit auf.

Auch psychopathologisch wurde das Fließen der Blutung von der Patientin nicht umgedeutet, wenigstens ergaben sich dafür bei der Exploration keine Anhaltspunkte.

Manisch-depressives Irresein.

Fall 5. C. U. aus U. Geboren November 1889.

Aufnahme: 6. Dezember 1910. Entlassung: 16. Januar 1911.

Anamnese (Mutter, Pat.). Heredität: Vater starb an Nephritis. Bruder herzleidend. Onkel starb durch Suicid. Pat. lernte in der Schule sehr gut. Sie besaß vielseitige Interessen, wollte etwas Ordentliches werden, sich in einem praktischen Berufe nützlich machen. Pat. schloß sich besonders innig an ihren Vater an; er leitete ihre ganze Erziehung. Seit 2—3 Jahren fiel den Eltern ein Schwanken in der Stimmung ihrer Tochter auf. Der Stimmungsumschlag erfolgte jedesmal im Frühjahr. Frühjahr und Sommer war Pat. auffallend heiter, gesprächig, machte viele Zukunftspläne. Dabei machte Pat. nie einen ernstlichen Versuch, irgendeinen ihrer Vorsätze durchzuführen. Eine solche heitere Verstimmung im Frühjahr und Sommer 1910 fiel besonders auf, da das ausgelassene Gebaren der Pat. mit dem ernsten Zustande des schon lange erkrankten Vaters kontrastierte. Im Spätjahr und Winter wurde Pat. allmählich stiller. Sie zog sich von den Menschen zurück, ging nur ungern in Gesellschaft, blieb mit der Korrespondenz im Rückstande, konnte sich zu keiner Leistung aufraffen.

Am 22. August 1910 starb der Vater der Pat. plötzlich in D. Die Tochter wurde von der Todesnachricht überrascht, als sie in S. die Wohnung zum Empfang des Vaters herrichtete. Pat. geriet ganz außer sich, war fassungslos. Der Schmerz blieb nicht physiologisch. Pat. wurde dauernd depressiv verstimmt, wollte nicht mehr leben, dachte an Suicid, jedoch ohne Versuch. Der Appetit wurde schlecht, Pat. nahm an Gewicht stark ab.

Bei der Aufnahme machte Pat. einen apathischen Eindruck. Im ganzen Gebaren lag eine schwere Hemmung. Pat. antwortete erst nach langen Pausen. Enthielt die Frage etwas, worüber Pat. erst nachdenken mußte, so versagte sie völlig. Die Bewegungen waren langsam und müde. Ihren Zustand beurteilte Pat. als natürliche Reaktion auf den Tod ihres Vaters.

Verlauf: In der Klinik trat ziemlich rasch Besserung des Zustandes ein. Ende Dezember hatte Pat. den depressiven Gesichtsausdruck verloren; jedoch bestand noch deutliche Hemmung, die die Pat. allerdings nicht zugab. Mit ihrer Mutter war Pat. oft unzufrieden, hatte viel an ihr auszusetzen, korrigierte sie viel.

Gegen den Arzt verhielt sich Pat. sehr zurückhaltend. Sie sei nicht krank, könne ihren Zustand durch eigene Willenskraft schon allein überwinden, sie brauche also dem Arzte nichts davon mitzuteilen.

Am 1. Januar 1911, nach einem Besuche des Bruders, wurde Pat. auffallend frei. Sie unterhielt sich, machte einen frischeren Eindruck.

Die Besserung machte langsam Fortschritte.

Mitte Januar verließ Pat. die Klinik.

Psychose und Menstruation.

Von der zirkulären Patientin besitzen wir genaue Aufzeichnungen über die Menstruationstermine. Die Daten rühren von einem Tagebuch der Mutter her, das sie über ihre Tochter führte.

Die Angaben seien hier zitiert:

1903:

2. Oktober	1. Periode
29. November	2. „

1904:

13. Januar	3. Periode
19. Februar	4. „
März	—
23. April	5. Periode
Mai	—
2. Juni	6. Periode
7. Juli	7. „
6. August	8. „
September	—
Oktober	9. Periode
November	—
2. Dezember	10. Periode

1905:

Januar	—
Februar	—
6. März	11. Periode
16. April	12. „
23. Mai	13. „
Juni	—
5. Juli	14. Periode
August	—
3. September	15. Periode
23. Oktober	16. „
November	—
Dezember	17. Periode

1906:

Januar	—
14. Februar	18. Periode
März	—
5. April	19. Periode
10. Mai	20. ,,
16. Juni.	21. ,,
29. Juli	22. ,,
August	—
September	23. Periode
Oktober	—
19. November	24. Periode
Dezember	—

1907:

19. Januar	25. Periode
Februar	—
4. März	26. Periode
8. April	27. ,,
9. Mai	28. ,,
Juni	—
Juli	—
August	—
September	—
Oktober	—
November	—
Dezember	—

1908/1909:

Für diese Zeit findet sich nur die Notiz, daß von Oktober 1908 bis Februar 1909 die Periode ausblieb, am 14. Februar wieder eintrat und dann unregelmäßig war.

1910:

8. Januar	Periode. An dem Tage starb die Großmutter der Patientin.
Februar	—
26. März	Periode
April	—
6. Mai	Periode
14. Juni.	,,
17. Juli	,,
22. August	,, An dem Tag starb der Vater der Patientin.

12. September . . . . Periode
Oktober . . . . —
November . . . . —
Dezember . . . . —

1911:

2./4. Januar . . . . Periode.

Aus dem Jahre 1910 ist noch hervorzuheben, daß Pat. zweimal zur Zeit der fließenden Blutung ein äußeres psychisches Trauma erlitt:

1. Am 8. Januar starb ihre Großmutter. Im Februar zessierte die Periode.

2. Am 22. August starb ihr Vater. An dem Zeitpunkt setzt die Depression ein, die in der Klinik zur Beobachtung kam. Im folgenden Monat September war Patientin nochmals menstruiert.

Die erste Periode war also in dem 14. Lebensjahre aufgetreten. Wie die Tabelle zeigt, war sie nie regelmäßig. Auch wenn sie jeden Monat auftrat, zeigte sie postponierenden Typus. Am auffallendsten ist das häufige Ausbleiben der Menstruation. In den Jahren 1904/09 trat die Cessatio mensium anscheinend wahllos auf (Monate März, September, Januar, Februar, August, November). Von dem Jahre 1906 ab zessierte die Menstruation vorwiegend gegen Spätjahr und Winter zu (Januar, März, Oktober, Dezember; Juni bis Dezember; Oktober bis Februar; Februar, April, Oktober bis Januar).

Aus der durchaus glaubwürdigen Anamnese hören wir, daß im Spätjahr und Winter seit dem Jahre 1907 die Patientin jeweils eine depressive Phase durchmachte, während sie in den Frühjahrsmonaten bis zu Beginn des Sommers hypomanisch war. Die Menstruationsanomalien stellten sich also vorwiegend in den Zeiten der allgemeinen Hemmung, der Depression, ein; die hypomanische Zeit mit dem flotten Funktionieren aller Lebensvorgänge bleibt davon verschont.

In der Klinik zeigte sich die Periode nach dreimonatlichem Zessieren im Januar 1911 wieder. Patientin war schon Ende Dezember freier geworden; die Besserung machte im Januar langsame Fortschritte.

Erwähnenswert ist noch, daß Patientin im hypomanischen Zustande eine starke, riechende Schweißabsonderung hatte.

Fall 6. L. O. aus Ö. Geboren 1885.
Aufnahme: 19. Dezember 1910.
Anamnese (Schwager, Pat.): Heredität: Vatersvater war 14 Tage nicht ganz recht. Mutter sehr nervös. Ein Bruder starb durch Suicid. Eine Schwester starb mit 16 Jahren, weil „die Periode nicht recht kam".

Als Kind hatte Pat. Gichter. Mit 3 Jahren verlor sie das rechte Auge durch einen Messerstich. Seitdem ist sie nervös. In der Schule war Pat. die Erste. Später war Pat. viel krank. Sie hat stets viel „gedoktert". Seit 7 Jahren komme kein Arzt draus, was ihr eigentlich fehle. Vor 2 Jahren Typhus im Ö.er Krankenhaus. War damals recht aufgeregt. Ihrem Charakter nach war Pat. stets merkwürdig. Sie war sehr launisch, war ohne ersichtlichen Grund tagelang verstimmt, dann wieder heiter, doch nie wie andere Mädchen. Pat. konnte nie herzlich vergnügt sein, sie war stets gedrückt. Dabei war sie reizbar, empfindsam, trutzte, drückte den Ärger in sich hinein. Angst vor der Ehe. Seit April 1910 ist Pat. im Krankenhaus in Ö. beschäftigt.

Die jetzige Erkrankung setzte im Mai 1910 ein. Pat. sah eine Geisteskranke und erschrak heftig. Die Periode, die mit 14 Jahren erstmals aufgetreten war und stets regelmäßig wiederkehrte, trat am gleichen Nachmittag 8 Tage zu früh ein, dauerte 8 Tage, gegen 3—4 Tage sonst. Dann setzte die Periode ein Vierteljahr lang gänzlich aus, zeigte sich dann einmal, um dann wieder 8 Wochen zu zessieren.

Mit dem Schreck setzten auch die psychotischen Symptome ein. Am selben Abend bekam Pat. eine „Herzschwäche". Sie empfand lästiges Herzklopfen, verlor einen Augenblick das Bewußtsein. Todesangst kam über sie, sie glaubte, jetzt sterben zu müssen. In der Folge traten bei der Pat. Angstgefühle in der Brust auf. Der Kopf war schmerzhaft, es war, wie wenn etwas durch den Körper da hinaufziehen würde. Pat. glaubte oft, nicht mehr atmen zu können. Beim Laufen war Pat. unsicher, drohte hinzufallen. Erst wenn sie sich stützte, war es besser. Das Sprechen fiel ihr schwer, sie hatte die Empfindung, wie wenn jemand ihre Stimme habe. Aus Furcht, nicht mehr gesund zu werden, dachte Pat. manchmal an Selbstmord, hat jedoch nie einen Versuch gemacht.

Während der Erkrankung konnte Pat. noch arbeiten, war jedoch unpünktlich.

(Schwager) Seit Oktober 1910 war Pat. die Arbeit unmöglich; im November verschlimmerte sich ihre Krankheit. Bekannte sagten ihr, man könne ihr wohl kaum mehr helfen. Da wuchs bei der Pat. die ängstliche Befürchtung, nicht mehr gesund zu werden. In der Zeit hatte Pat. zum erstenmal das Gefühl, nicht mehr „vom Platze weg zu können". Sie lag nachts im Bett, konnte keinen Schlaf finden. Da glaubte Pat. plötzlich, es falle etwas auf ihre Brust. Sie stand auf, befeuchtete ihre Stirne, fiel vor dem Bett zu Boden, rief: „Ich kann ja nicht mehr vom Platze." Pat. lag eine Viertelstunde auf dem Boden, das Bewußtsein war erhalten, innerlich war ihr angst, sie empfand lästiges Klopfen. Nachher legte sich Pat. wieder zu Bett und schlief ein. Nach einer schlaflosen Nacht war sie außerordentlich schlaff, müde, fühlte sich so schwach, daß sie befürchtete, sie könne nichts mehr in der Hand halten. In ihrer Brust hört sie zwei Lieder: „Gott ist getreu" und „näher mein Gott zu dir". Morgens und abends hört Pat. je einen Vers und empfindet das als Trost.

Pat. zog sich vom Verkehr mit Menschen zurück, sie war am liebsten allein. Die Gedanken gingen nicht mehr wie früher, Pat. mußte sich oft besinnen, was für ein Tag war. Der Schlaf war gestört, Pat. träumte beunruhigend und viel. Das Krankheitsgefühl ist stark ausgeprägt, Pat. will alles tun, um wieder gesund zu werden. Somatisch ist zu erwähnen: Pat. ist kräftig gebaut. 1. Mitraliston verwaschen, kein Geräusch, Puls 100. Tremor manuum fehlt. Erhaltenes linkes Auge ist exophthalmisch. Sonst keine Basedow-Symptome.

Krankheitsverlauf.

Auf der Abteilung arbeitet Pat. fleißig. Ihre Klagen sind: Stiche im Rücken, in der Seite, Müdigkeit. Sie wünscht alles zu versuchen, um gesund zu werden. Selbstvorwürfe, deutliche Hemmung fehlen. Pat. versucht, durch Arbeit über ihre Traurigkeit hinwegzukommen. Dabei ist sie still, lächelt nur müde, schließt sich an niemand an.

Das Gefühl der Unsicherheit beim Gehen besteht noch. Pat. bewegt sich möglichst wenig, ihre Haltung ist müde und kraftlos.

Der Zustand blieb anhaltend stationär, die Depression nahm eher an Tiefe noch zu. So klagt Pat. im Februar 1911: Das Sprechen falle ihr so schwer, sie

glaube stets, umfallen zu müssen, ihr Gehirn gehe fort. Sie habe keine körperliche Kraft mehr, empfinde an nichts Freude. Sie komme sich so dumm gegen
früher vor. Sie könne nicht mehr gut hören. Ein Auge sei schon verloren, jetzt
werde wohl alles zu Ende sein. Nachts sehe sie ihre Eltern, Blumen, Beerdi-
gungen, Hochzeiten.

Im März äußert sie zum Arzt: Sie wisse jetzt nicht mehr, was sie anfangen
solle vor Verzweiflung. Sie fühle hier keine Wendung zum Besseren. Im Kopfe
liege so ein dumpfer Druck, sie möchte sich gerne „wachschütteln". Sie gebe
sich selbst alle Mühe, doch helfe alles nichts. Sie sei so erschrocken, wenn jemand
zu ihr käme, sie habe doch nie etwas Unrechtes getan. Sie glaube, daß sie jetzt
noch „ganz hinüberkommt".

Schlaf und Appetit sind etwas besser.

Gegen Ende März ist Pat. wieder stärker gedrückt. Sie denkt viel an ihren
Bruder, der jetzt vor 7 Jahren im Krankenhaus durch Suicid starb. Sie stand
mit ihrem Bruder sehr gut, sie hatten viel Ähnlichkeit miteinander. Die Wiederkehr des Todestages lastete schwer auf der Pat. Sie glaubt auch, hier sterben zu
müssen. Es gibt für sie keine Rettung mehr. Sie kann gar nicht sagen, wie ihr
zumute sei. In den letzten Tagen des März wurde Pat. gegen den Arzt weniger
mitteilsam, zog sich von ihm zurück, äußerte nur noch den Wunsch, entlassen
zu werden.

Psychose und Menstruation.

Es liegt hier eine depressive Psychose vor. Patientin klagt über
Hemmung in ihrer Gedankenwelt, die Auslösung der körperlichen Bewegungen fällt der Patientin schwer, die Stimmung ist traurig. Zu
diesen Kardinalsymptomen treten pathologisch empfundene Sensationen im Kopfe, in der Brust. An Gesichts- und Gehörssinn, an das
Gleichgewichtsgefühl knüpfen sich ebenfalls Parästhesien.

Das Verhalten der Menstruation bei der Erkrankung war folgendes:
Die Periode floß seit dem 14. Jahr regelmäßig. Sie trat erstmals
mit 25 Jahren 8 Tage zu früh ein, als Patientin den psychischen Chok
bei Anblick einer Geisteskranken erlitt(Mai 1910). An den Chok knüpfte
sich der Ausbruch der Psychose, die bis jetzt (April 1911) unverändert
andauert. Die Periode zessierte nach dem verfrühten Einsetzen auf
$\frac{1}{4}$ Jahr. In der Zeit soll Pat. besonders lebhaft an Suicid gedacht
haben. (Schwager.) Nach dieser Cessatio zeigt sich die Menstruation
einmal, um dann wiederum 8 Wochen auszubleiben. Die letzten drei
Perioden waren regelmäßig. Die Psychose verschlimmerte sich in der
Zeit. In der Klinik (19. Dezember bis heute Ende April) wurde Pat.
in den Monaten Dezember, Januar, Februar nicht menstruiert.

Für die Patientin war das der Ausgangspunkt der ängstlichen Be
fürchtung, die Gesundheit überhaupt nicht mehr zu erlangen(1. Febr. 11).
Zu Beginn des März machte sich Patientin keine weiteren Gedanken
mehr über das Ausbleiben der monatlichen Blutung (6. März). Diese
trat zum erstenmal vom 15.—19. März auf. Am 19. hatte sich bei
der Patientin der Zustand verschlimmert. Jedoch ist daran zu erinnern,
daß auf den Tag der Todestag des Bruders fiel.

Fall 7. K. K. aus H. Geboren März 1891.

Aufnahme: 8. Oktober 1910. Entlassung: 21. Dezember 1910. Das hier Wichtige aus der Anamnese (Mutter) lautet:

Pat. war stets gesund. In der Schule gut vorangekommen. Arbeitete zu Hause, dann 1909/10 auswärts als Ladnerin. War lustig und vergnügt, sang, spielte gerne Zither. War reizbar, jedoch gutmütig und mitleidig. Menses seit dem 16. Jahre regelmäßig.

Das jetzige Leiden begann im Spätherbst 1909. Pat. kam aus ihrer Stellung verändert zurück. Sie war hastig, aufgeregt im Arbeiten und Sprechen.

Juli bis August 1910 Hautausschlag an Armen und Beinen.

Pat. begab sich deshalb ins Krankenhaus in S. (August 1910). Dort wurde Pat. mit Einreibungen behandelt. Ihre Stimmung war niedergeschlagen und traurig, sie kam leicht ins Weinen. Von S. fuhr Pat. plötzlich nach Hause.

Bei ihren Eltern weinte Pat. viel, war ängstlich, mißtrauisch. Suchte im Elternhause nach Leuten, die sich etwa versteckt hatten. Pat. redete davon, daß der Totenvogel dagewesen sei, das bedeute ihr Todesurteil. Auch Gestalten zeigten sich ihr. Pat. sprach viel vom Gericht, glaubte mit ihrem Hautleiden andere Mädchen angesteckt zu haben.

Als Pat. nach Hause kam, floß die Periode stark.

Im September besserte sich das Befinden kurz, wurde wieder schlimmer anläßlich einer Einquartierung, dann wieder besser. Im Oktober brachte die Menstruation eine erneute Exacerbation.

Aufnahmebefund und Krankheitsverlauf.

Pat. sitzt in schlaffer Haltung auf dem Stuhl, seufzt und stöhnt. Schaut den Arzt nur nach Aufforderung an, blickt sonst stöhnend am Boden umher. Fragen werden höchstens durch Kopfbewegungen beantwortet.

Gesichtsausdruck traurig, nicht ängstlich, schmerzgequält. Der Mutazismus beruht auf Hemmung. Pat. steht gelegentlich auf und geht in müder, schlaffer Haltung zum Fenster.

Bei der Ortsfrage gibt Pat. das Krankenhaus in S. an. Antwort müde, kraftlos. Eine eingehende Exploration scheitert an der Hemmung der Patientin.

Auf der Abteilung läuft Pat. nachts ratlos im Saale umher. Sie hört läuten, legt sich unter das Bett oder den Kopf ans Fußende. Verrät in allem eine hilflose, ratlose Angst. Keine Erregung, kein Jammern, keine Selbstvorwürfe. Der Zustand hielt etwa bis November 1910 an. Von da ab ging die Hemmung langsam und stetig zurück, Pat. wurde freier.

Bei einer Exploration am 12. November beantwortet Pat. jede Frage, wenn auch noch in etwas einsilbiger Weise. Sie sieht keine Gestalten mehr, hört auch nichts mehr Außergewöhnliches. Sie erinnert sich wohl, daß beides vorher vorhanden war. Als der Arzt auf die Beschreibung dieser Sinnestäuschungen dringt, wird Pat. verlegen, sie schützt vor, nichts mehr davon zu wissen. Ihren Zustand beurteilt Pat. als Krankheit — Schwermut —. Jetzt fühlt sich Pat. wieder gesund, zwar nicht so ganz lustig und redselig wie früher, doch könne sie wieder arbeiten.

Im Dezember 1910 wurde Pat. vollkommen frei. Stimmung, Schlaf, Appetit waren gut. Pat. konnte wieder lachen, sich über alles freuen, unterhielt sich gerne.

Von ihrer Krankheit erzählte Pat., daß sie große Angst ohne Grund gehabt habe. Als sie so unvermittelt nach Hause fuhr, habe sie gerade die Periode sehr stark gehabt, dabei einen Druck auf der Brust und Atemnot verspürt. Über die starke Blutung habe sie sich aufgeregt, da sie viel zu früh (14 Tage anteponierend) aufgetreten sei. Pat. konstruierte damals einen Zusammenhang mit dem Ausschlag. Sie befürchtete, nicht mehr gesund zu werden, verlor Appetit und Schlaf, hegte Suicidgedanken. In der Klinik sah Pat. eine Bekannte aus S., hörte die Stimme von Vater und Mutter. Auch das Ausbleiben der Periode im November bereitete Pat. Sorge: sie befürchtete, die Periode überhaupt nicht mehr zu bekommen.

In der Folge zeigte sich Pat. völlig normal. Sie war selbstbewußt, etwas von sich eingenommen, putzsüchtig, eitel.

Geheilt auf Weihnachten entlassen. 21. Dezember 1910.

Psychose und Menstruation.

Die Symptome der zirkulären Depression traten akut auf, während die Menses außergewöhnlich stark flossen. Die Periode war verfrüht eingetreten (August 1910). Im Oktober 1910 schloß sich an die Menstruation eine Verschlimmerung des Zustandes an, die am 8. Oktober zur Aufnahme in die Klinik führte (Menstruation vom 2.—8.). In der Klinik bot Patientin das Bild einer schwer gehemmten, ratlosen Depression mit Sinnestäuschungen. Die Menstruation trat im folgenden Monat November nicht ein. Patientin knüpfte daran ängstliche Befürchtungen. Objektiv war in der in Frage kommenden Zeit (etwa 3.—6. November) nichts Auffallendes zu beobachten. Die Hemmung trat im November stetig zurück. Am 5.—7. Dezember stellten sich die Menses wieder ein bei unverändertem Weiterschreiten der Genesung. Am 21. Dezember konnte Patientin geheilt entlassen werden.

Fall 8. L. S. aus D. Geboren März 1888.
Aufnahme: 4. September 1910. Entlassung: 25. Januar 1911.
Anamnese:
Heredität: Vater Potator, Mutterschwester nervös.

Als Kind mit 5—6 Jahren Krämpfe. In der Schule mittelmäßig, fleißig. Hausarbeit. 1907 Stellung in P. Ruhiges, stilles Menschenkind, sehr fleißig, folgsam. Menstruation mit 19 Jahren (1907). Damals wochenlang vorher Schmerzen, Stechen im Rücken. Die Schmerzen waren so heftig, daß Pat. zu einem Frauenarzt ging. Unter dessen Behandlung stellte sich die Periode ein und die Beschwerden schwanden. Die Periode kam regelmäßig alle 4 Wochen.

Erste Erkrankung Oktober 1907 anläßlich der Beerdigung der Schwester. Pat. wurde traurig, konnte nicht mehr recht essen, magerte stark ab. Doch konnte Pat. noch arbeiten. (In dieser Zeit stellte sich die erste Periode nach vorausgegangenen Schmerzen ein). Nach 4—5 Wochen trat ein Umschlag ein, Pat. schlief schlecht, wurde sehr aufgeregt und gesprächig, fing mit jedermann zu lachen an. Nach 14 Tagen war Pat. sehr müde, schlief bei der Arbeit ein. Damals dachte Pat., man bringe sie in eine Anstalt. Im Frühjahr (1908) fühlte sich Pat. noch müde und schlaff.

Oktober 1908. Wieder leichte Depression. Der Bruder kam vom Militär zurück und heiratete gleich. Es fehlte damit an einer Stütze zu Hause. Pat. regte sich darüber auf, wurde traurig. Sie ging nicht mehr unter die Leute, das Denken fiel ihr schwer. Sie konnte an nichts Freude empfinden. Körperlich nahm Pat. ab. Die Periode war in dem Winter unregelmäßig, blieb meist zu lang aus. Genaue Angaben hierüber kann Pat. nicht mehr machen. Regelmäßig wurden die Menses erst im Frühjahr 1909 wieder.

Im Winter 1908/09 machte Pat. unter Zunahme des Körpergewichtes eine hypomanische Erregung durch. Sie konnte jedoch noch dabei arbeiten, war dabei sehr gesprächig und lustig.

Der Winter 1909/10 brachte wieder eine Depression. Etwa im September oder Oktober war die Menstruation ausgeblieben. Wie lange, kann Pat. nicht mehr genau angeben.

Pat. redete in der Zeit mit niemand, schlief schlecht, hatte Suicidgedanken. Der Zustand dauerte bis März 1910. Es vollzog sich hier wieder der Umschlag in die Hypomanie mit regelmäßig fließenden Menses. Pat. war lustig, tanzte viel, arbeitete auch nachts bei Licht, hatte kein Schlafbedürfnis.

Aus dem Status und Verlauf führe ich an: Pat. ist örtlich und zeitlich genau orientiert. Sie spricht sehr viel und aufgeregt, ist weitschweifig, leicht ideenflüchtig, wird jedoch nicht inkohärent. Der Redefluß wird durch lebhafte Mimik unterstützt. Pat. ist heiter, euphorisch; sie kann alles arbeiten, hat zwei Bräutigame. Auf der Abteilung schmückt sich Pat. gerne mit Blumen, freundet sich überall an, redet viel. Sie ist jedoch folgsam und gutartig.

Im Laufe des Oktober und zu Beginn des November ließ die hypomanische Erregung erheblich nach. Pat. blieb im Bett, arbeitete ruhig. Bei der Unterhaltung gerät sie ins Reden, spricht und lacht dann laut und viel. Die Stimmung ist noch leicht euphorisch. Der Schlaf ist gut.

Pat. ist jetzt auch besser explorabel. Die Antworten erfolgen sachgemäß. Pat. schwatzt nicht mehr überflüssig und anhaltend. Pat. hat jetzt das Gefühl, als ob sie wieder Herr ihrer Gedanken sei.

Die Menstruation trat in der Klinik vom 16.—18. Oktober auf, dann vom 12.—16. November, ohne im psychischen Bilde akute, greifbare Veränderungen hervorzurufen. Unmittelbar nach der zweiten in der Klinik beobachteten Menstruation (12.—16. November) wurde Pat. anscheinend ganz normal, hatte Krankheitseinsicht, arbeitete, betrug sich wie vollkommen genesen. Doch fiel bald auf. daß Pat. sehr starkes Heimweh äußerte, daß sie etwas stiller wurde, sich weniger mit ihrer Freundin K., an die sie sich besonders angeschlossen hatte, unterhielt. Am 6. Dezember wurde Pat. daraufhin exploriert.

Der Gesichtsausdruck der Pat. war schon deutlich traurig, die Antworten waren recht einsilbig. Pat. empfand es selbst, daß ihre Gedanken nicht mehr so recht gehen wollen. Es ist ihr auch gar nicht mehr so ums Reden wie vorher, sie hat gar keine Freude daran. An der Arbeit hat Pat. noch Lust, glaubt jedoch, nicht mehr soviel zustande zu bringen. Ihren Zustand empfindet Pat. selbst als krankhaft, es „fehlt ihr die Freudigkeit“.

Diese beginnende Depression wurde im Dezember und Januar deutlicher, jedoch nicht besonders tief. Am 25. Januar wurde Pat. bei noch bestehender Depression gegen ärztlichen Rat nach Hause genommen.

Die Periode war im Dezember und Januar nicht aufgetreten. Die Tage des postulierten Termins zeigten keine Veränderungen der Psyche.

Psychose und Menstruation.

Bei dieser zirkulären Erkrankung koinzidierte der Beginn der Psychose (Depression) mit dem ersten Auftreten der Menstruation (1907). Im Winter 1908/09 war während einer depressiven Phase die Menstruation retardiert. Während der Beobachtung wurde Patientin zweimal menstruiert (in der manischen Phase), beidemale, ohne daß im Krankheitsbild bemerkbare Veränderungen auftraten. An die zweite Menstruation schloß sich ein Umschlag der manischen Phase in eine depressive

Phase an. In der Depression, die zwei Monate noch beobachtet werden konnte, fehlte die Menstruation. An den supponierten Menstrualterminen konnte nichts Auffälliges konstatiert werden.

Fall 9. E. G. aus B. Geboren August 1874.

Aufnahme: 18. Oktober 1910. Entlassung: 9. Januar 1911.

Anamnese (Mutter, Dr. K., Patientin).

Heredität: Vater starb an Zuckerkrankheit.

Als Kind mit 9 Jahren Diphtherie. Etwas bleichsüchtig. In der Schule sehr gut, war etwas huschelig. Im Gymnasium viele innere Kämpfe wegen Wechsel der Weltanschauung. Abiturium glänzend bestanden. Überanstrengt. Dann Lehrerinnenseminar. Nach $^1/_2$ Jahr Zusammenbruch.

März 1892 Erholungsreise nach M. Erinnerung daran mangelhaft. Nach einem Spaziergang plötzlich hochgradige Erregung. Pat. deklamierte sehr viel, war furchtbar aufgeregt. Am folgenden Tage Eintritt der Menstruation, mit der die Erregung vollkommen verschwand.

Zu Hause noch nicht gesund. Professor Jolly diagnostizierte Entwicklungspsychose (18. Jahr), ordinierte Brom, besonders prämenstruell.

1893 Gouvernante. Herbst Lehrerinnenexamen ohne Vorbereitung, dann Hauslehrerin.

Herbst 1894 $3^1/_2$ Jahre Lehrerin an einer höheren Töchterschule, fühlte sich nicht wohl. $^1/_2$ Jahr lang Ruhepause. 1898/99 wiederum Lehrerin; fand eine Freundin.

1902 Verlobung. Mann nervös. Mit ihm viel Reibereien. Ehe 1903 (von Jolly konzediert). 2 Kinder. Ein Knabe onanierte mit 5 Jahren. 3 Aborte.

Sexual: Starke Libido. Ihr Mann befriedigt sie nicht. Pat. unterdrückte ihren Trieb.

In den 7 Jahren der Ehe keine Stimmesschwankungen.

In letzter Zeit viele Aufregungen. Liebeserklärung eines jungen Mannes (1909), Fehlgeburt mit starkem Blutverlust 1910, Onanie des fünfjährigen Knaben.

6. Oktober 1910 Tagung des Frauenbundes in H. Pat. traf dort mit ihrer früheren Lehrerin zusammen, wurde von ihr kühl aufgenommen. Auch die Verhandlungen des Frauentages befriedigten Pat. keineswegs. Zu Hause weinte Pat. die ganze Nacht hindurch. Einige Tage darauf agitierte Pat. in ihrem Dorfe für die Wahlen, war dabei sehr erregt, kam immer mehr in die Erregung hinein, was schließlich die Aufnahme in die Klinik nötig machte.

Bei der Aufnahme war Pat. abnorm gesprächig, entwickelte dem ihr unbekannten Arzte ihre Pläne, sucht Ruhe in der Klinik. Im Krankenzimmer sehr geschäftig, ist andern Pat. behilflich, bleibt nicht im Bett.

Bei der Exploration euphorisch, sehr gesprächig. Ausgesprochenes Selbstgefühl; Pat. entwickelt ihre Ansichten über Frauenfrage, Wahlrecht, Vereinsgründung, Rassenprobleme. Sie ist dabei von dem Werte ihrer eigenen Ansichten überzeugt. Die Darstellung wird unterstützt von einem lebhaften Gebärdenspiel, die Sprechweise ist ideenflüchtig, weitschweifig. Keine Inkohärenz. Entladung ihrer Affekte durch derbe Redensarten, Wegwerfen von Gegenständen, Aufspringen, Hin- und Herlaufen. Seelenkämpfe der Pat. sind: Das Überbordwerfen von streng konservativ orthodoxen Anschauungen in der Jugend; Bruch mit einer geliebten, verehrten Lehrerin; Zweifel in der Brautzeit an der Realität der Liebe; eine unerlaubte Liebe in der Ehe, die Pat. niederkämpfte.

Im Krankensaal steht Pat. anhaltend in Beziehung zur Umgebung, sie beobachtet und beurteilt alles. Ärzte, Personal, die ganze Klinik sind musterhaft, ideal. Auch ihre eigene Therapie möchte Pat. etwas leiten, sie verlangt dies und jenes Hausmittel. Gegenüber dem Arzt ist Pat. stark sexuell erregt, äußert offen, sie brauche einen Mann, der sie befriedige. In der Unterhaltung treten unberechenbare Affektausbrüche auf: Pat. ist leicht gereizt, Tränen fließen, ein Schreianfall folgt. In wenigen Minuten ist Pat. wieder heiter erregt, spricht sprudelnd, zerbricht einen Bleistift vor Erregung.

Ende Oktober traten die manischen Symptome zurück. Pat. beklagt sich über ihre Umgebung.

Im November traten ganz schleichend Beziehungsid‍en auf. Pat. kann nicht schlafen, weil man sie beobachtet, die Kranken sind unruhig, um sie absichtlich zu ärgern. Dabei ist Pat. noch gehobener Stimmung, doch macht ihr Wesen jetzt mehr den Eindruck der habituellen sanguinischen Veranlagung.

Bei längeren Schilderungen verfällt sie in den früheren hypomanischen Zustand.

Anfang Dezember fielen dem Arzte wiederum Beziehungsideen der Pat. auf. Sie war der festen Überzeugung, daß die andern Pat. Lärm machten, um ihren Schlaf zu stören. Im Verlaufe des Dezember traten die wahnhaften Ideen der Pat. immer mehr in den Vordergrund, um schließlich das Bild ganz zu beherrschen.

Das Türöffnen und Schließen geschieht ihr zuleide geräuschvoll. Die Ärzte stecken mit den Freunden, die sie herbrachten, unter einer Decke. Es liegt ein Komplott gegen sie vor.

Die Teilnahme an der Weihnachtsfeier gab Anlaß zur Bildung eines Wahnsystems. Pat. glaubt, ihre Angehörigen bei der Feier gesehen zu haben. Sie hat weiter Professor G a u p p am Tage des Eintritts in die Klinik morgens schon vor ihrer Wohnung gesehen, er habe dort mit ihrer Freundin (Dr. K.) gesprochen.

Pat. wähnt sich anhaltend belogen und betrogen von allen Seiten. Man tue das ihrer Behandlung wegen. Die paranoiden Äußerungen hafteten sehr fest, Pat. dringt energisch auf Entlassung, weigert sich, zu Bett zu gehen.

Im Januar 1911 kam der Bruder zu Besuch; er gab seiner Schwester die Versicherung, sie bald abzuholen. Das wirkte vorübergehend beruhigend auf Pat. ein.

Nach wenigen Tagen traten die paranoiden Symptome wieder hervor. Pat. traute auch ihrem Bruder nicht mehr, er werde sie schließlich doch nicht mitnehmen. Der Oberarzt, der den Arm wegen Bruch in der Binde trug, tat das nur, um mit ihr einen schlechten Scherz zu treiben. Ihrem Bruder gegenüber äußerte Pat. auffallende Wünsche: Sie möchte Geld für das Theater, sie müsse sich Kostüme anschaffen.

Gegen ärztlichen Rat nahm der Bruder Pat. zu sich nach Hause (9. Januar 1911). In S. beging Pat. am 14. Januar 1911 Suicid durch Sturz aus dem Fenster.

Die Menstruation trat bei der Pat. mit 12 Jahren auf, war regelmäßig, vierwöchentlich. 1892 unregelmäßig, anteponierend um 14 Tage. Damals während der Erholungszeit in M. Aufregungszustand.

In der Folge Menses regulär.

1897/98 bei einer Aufregung wieder verfrühter Eintritt der Periode (um 14 Tage).

Im Oktober 1910 blieb die Periode zur fälligen Zeit (Angabe des Mannes) aus.

In der Klinik trat die Blutung noch im Oktober auf, sie floß vom 24.—25. Oktober. Die folgende Periode floß vom 17.—19. November. Beidemal ohne die Psychose akut zu beeinflussen. Erwähnenswert ist nur, daß mit Beginn des November die paranoiden Ideen auftraten und stetig zunahmen.

Im Dezember zessierten die Menses.

Psychose und Menstruation.

Die Diagnose der Psychose ist unsicher. Die Vorgeschichte und die Beobachtung in der Klinik ließen eine manische Erkrankung annehmen.

Zum mindesten ungewöhnlich für diese Psychose war das Auftreten eines Wahnsystems, an dem Patientin hartnäckig festhielt. Die Menstruation war bei der Patientin regelmäßig. Zweimal trat die Periode verfrüht ein, einmal bei einem Erregungszustand (1892), dann nach einem Ärger (1897/98). Bei Ausbruch der Psychose (Oktober 1910) verspätete sich die Periode; sie trat erst in der Klinik (24./25. Oktober) ein. Die folgende Menstruation (17./19. November) ging ohne alle Erscheinungen von seiten der Psyche vorüber. Im Dezember und Januar blieb die Periode aus. Ihr Termin wäre etwa am 11. Dezember und 4. Januar gewesen.

Am 9. Januar verließ Patientin die Klinik und starb am 14. Januar durch Suicid.

Fall 10. K. S. aus W. Geboren November 1874.
1. Aufnahme 15. Februar 1909. Entlassung 31. März 1909.
2. Aufnahme 2. Oktober 1910.
Aus der ersten Krankengeschichte entnehme ich folgende Angaben:
Heredität: Vater mit 45 Jahren Schlaganfall, einseitig gelähmt. Mutter zittert seit langen Jahren. 6 Geschwister gesund.
Pat. war als Kind normal, hat sich gut entwickelt. War als Schülerin die Erste, übermäßig fleißig. Im Verkehr lebhaft, schnell hitzig, gleich wieder versöhnt. Weichmütig, mitleidig. Ehe 1900. 5 Kinder, 1 Abort. Wochenbetten schwer.
Seit Weihnachten 1908 begann Pat. zu klagen, sie könne nicht mehr recht schlafen; sie wurde gedrückt, sprach mit dem Manne wenig. Druckgefühl auf dem Herzen, Angst vor dem Sterben. Eifersucht auf den Mann. Kurz vor der Aufnahme war Pat. menstruiert (ärztlicher Bericht). Bei der Aufnahme zeigte Pat. schwerste ängstliche Erregung und Unzugänglichkeit. Veränderung der Situation (Pat. wird auf die Abteilung gebracht) steigerte die verzweifelte Erregung.
Im Krankensaal bietet Pat. das Bild der vollkommenen Ratlosigkeit und Desorientierung. Sie läuft im Saal umher, klammert sich an Pat. und Personal an, alle ratlos und fragend anblickend. Bei jeder Maßnahme, bei jeder Veränderung in der Umgebung erschrickt Pat. aufs äußerste.
Die Auskunft, die Pat. bei Explorationen gibt, ist dürftig, sie gibt im wesentlichen an, daß sie Angst habe, aufgeregt sei, daß sie ihren Mann der Untreue beschuldigen müsse. Der angstvolle Zustand löste sich langsam bis Ende März. Pat. erzählt, sie habe eine „furchtbare" Angst gehabt, habe nicht gewußt, wo sie sei, erkannte die Menschen um sich herum nicht. Pat. wurde am 31. März 1909 geheilt entlassen.
Die Menstruation war ungestört, die Blutung floß vom 5.—9. März.
2. Aufnahme am 2. Oktober 1910.
Anamnese vom Mann, Bruder,
Pat. war nicht mehr die alte. Sie war verschlossener, manchmal ängstlich, still, reizbar. Vermehrte Frömmigkeit. Jedoch arbeitete Pat. so gut wie früher. Seit 6 Tagen starke Veränderung, Pat. wurde ganz einsilbig, sprach nichts, arbeitete jedoch weiter. Vor 4 Tagen lief Pat. untätig im Zimmer umher, war völlig unzugänglich. Plötzlich wollte Pat. hinaus, behauptete, der Mann sei ihr untreu; verkehre mit Frauenzimmern. Wollte zu den Eltern, glaubte, alles sei verloren. Bei den Eltern führte sich Pat. 2 Tage ordentlich. Dann wurde Pat. erregt, vollkommen unklar, schlug um sich, lief umher, machte auf die Umgebung einen verstörten Eindruck.

Aufnahmebefund und Verlauf.

Pat. ist ängstlich erregt, bleibt nicht im Bett, ist agressiv gegen andere Patienten.

Sie erkennt die Klinik wieder, weiß, daß sie schon hier gewesen ist. Sie erinnert sich, daß sie seit einer Woche aufgeregt ist. Sie sei zu Hause umeinander gesprungen, da habe der Mann gesagt, sie sei wieder im Kopfe krank, sie müsse wieder nach Tübingen. Weiter gibt Pat. an, daß sie Stimmen höre. Diese sprechen von „Kri“ und solchen Sachen. Schreckliche Erscheinungen plagen sie, sie glaube, es gebe wohl bald Krieg.

Pat. erkennt also ihre Umgebung, äußert eine gewisse Krankheitseinsicht. Eine zusammenhängende Exploration ist nicht möglich, wegen der großen Ratlosigkeit der Patientin. Sie läuft oft angstvoll weg, stellt sich so, daß sie alles beobachten kann. Sie geht nicht in das für sie bestimmte Einzelzimmer, läßt sich kein Hemd anziehen.

Im November zeigte sich die Kranke nur wenig verändert. Der Gesichtsausdruck war ängstlich, fragend, hilflos. Pat. bezeichnet den Arzt als den Herrn Ginges aus S. Die Ortsfrage beantwortet sie dabei richtig. Auf die Frage, ob Herr G. aus S. wohl in T. sein könne, antwortet Pat.: „Ich weiß nicht“.

Die Antworten werden in monotoner Weise, ohne jedes Interesse, nach langen Pausen erteilt. Pat. scheint eine von der Exploration unabhängige Gedankenwelt in sich zu haben, die sie völlig absorbiert. Dafür zeugen Fragen, die Pat. an den Arzt richtet und die außer jedem Zusammenhang mit dem Gespräche stehen. So fragt sie den Arzt plötzlich gänzlich unvermittelt, ob er ihr Schwager sei. Gefragt, wie sie wohl dazu komme, gibt Pat. an, ihr Mann habe oft von seinen Brüdern erzählt, deshalb habe sie es gemeint. Oder Pat. sagt, während der Arzt mit ihr über die Krankheit sprechen will: „Ich möchte gerne etwas arbeiten.“ Oder: „Lassen sie mich hinaus zu meinem Mann und meinen Kindern.“ Oder: „Es wäre wohl besser gewesen, wenn ich nicht aus dem Bett (auf der Abteilung) gegangen wäre.“ Wenn man an solche unerwartete Äußerungen anknüpfen will und in der Richtung weiter fragt, versagt Pat. völlig. Sie lehnt jede eingehende Auskunft ab, mit zwei Antworten: „Ich weiß nicht“ oder: „Das ist verschieden“. Nur soviel ist aus der Pat. herauszubringen, daß sie eine starke Unruhe in sich fühlt, im Herzen und ganzen Körper.

Auf der Abteilung verspricht Pat. wiederholt, im Bett zu bleiben, um, wenn der Arzt den Rücken dreht, sofort herauszuspringen und ihn zu bitten, sie mitzunehmen. Sinnestäuschungen scheinen vorhanden zu sein. Pat. glaubte, ihre Schwester sei da gewesen, sie habe ihre Stimme gehört, sie selbst jedoch nicht gesehen. Ärztliche Maßnahmen werden von der Pat. mißverstanden. So faßt Pat. offenbar die Verordnung eines Wickels als Strafe und Qual auf, sie befreit deshalb Pat. aus dem Wickel, ohne sich eines anderen belehren zu lassen.

Etwa Mitte November wurde Pat. etwas freier. Sie ist einigermaßen zu fixieren, gibt etwas besser Auskunft. Sie frägt spontan nach ihren Kindern, möchte erfahren, wo sich dieselben befinden. Sie habe so „verschieden“ geträumt, ihre Kinder befänden sich an verschiedenen Orten.

Auf die Gesundheitsfrage antwortet Pat.: Sie wisse nicht, ob sie gesund sei, sie könne jedoch arbeiten, sie habe ja gesunde Hände. Der Erkundigung nach Stimmen weicht Pat. zunächst aus: Sie habe verschiedene Stimmen gehört; diese hätten so gejammert, da habe sie Angst bekommen.

Als Gesichtstäuschungen schildert Pat. eine schwarze Gestalt am Fenster, die sie hier in der Klinik vom Garten aus gesehen habe. Sie hätte eben damals nicht hinaufschauen sollen.

Im Schlafe hatte Pat. einmal abnorme Sensationen an ihrem Körper, es sei etwas herausgekommen oder man habe etwas herausgeholt. Das sei wohl ihre verstorbene Mutter gewesen, aber die Toten solle man in Frieden lassen (Pat. wird dabei sehr ängstlich).

Ende November wurde Pat. nach einem ruhigeren Saal verlegt, da die eingetretene Besserung anzuhalten schien. Die Milieuveränderung brachte jedoch bei der Pat. eine neue ängstliche Erregung zustande. Sie fand sich im neuen Saal nicht zurecht, stieg anhaltend aus dem Bett, wollte hinaus, schrie heftig. Man mußte sie schließlich auf die unruhige Station tun. Bei der Exploration gibt Pat. an, sie habe (im neuen Saal) eine Hölle, ein großes Feuer gesehen. Aus den Reden der Umgebung habe sie herausgehört, daß ihr Mann sie verkaufen, dem Feinde in die Hände geben wollte. Über all dem bekam Pat. eine furchtbare Angst, sie mußte laut nach ihrem Manne rufen.

Pat. bestätigt, daß sie durch den neuen Raum verwirrt wurde. Sie hat eine gewisse Einsicht in das Pathologische des Zustandes, lacht bei der Exploration über das „Flammenfeuer"; gefragt, wie sie denn zu diesen Täuschungen gekommen sei, erwidert Pat.: „Sie habe es halt gemeint.".

Nach diesem Zwischenfall verhielt sich Pat. wieder ziemlich ruhig. Die Ratlosigkeit bestand fort, Pat. verkannte auch noch die Umgebung, jedoch blieb sie wenigstens meist zu Bett, arbeitete auch ein wenig.

Gegen Mitte Dezember trat ziemlich plötzlich wieder eine Verschlimmerung ein. Pat. war ohne äußeren, ersichtlichen Grund nicht mehr im Bette zu halten, sie lief angstvoll im Zimmer umher. Als der Arzt auf die Abteilung kam, sank Pat. vor ihm in die Knie, faltete die Hände mit angsterfülltem Gesicht: „Verzeihen sie mir alles."

Exploration: Auf dem Gang zum Ärztezimmer erblickte Pat. ein kleines, fremdes Kind, hielt es für ihr eigenes und fing furchtbar zu heulen an. Bei der Unterhaltung erzählt Pat., daß sie seit gestern eine große Unruhe in sich verspüre. Sie hatte viel schreckliche Träume, deren Inhalt sie nicht wiedergeben kann, da sie die verschiedenen Träume „nicht auseinanderhalten" kann. Dann habe der Gang der Wanduhr, das Ticktack, zu ihr gesprochen, sie aufgefordert, aufzustehen und das Bett zu machen.

Merkwürdig sind folgende Angaben: Ebenfalls aus dem Gang der Uhr heraus hörte Pat., daß in der Klinik Ratten aufgezogen würden. Die müßten dann an ihrem Körper hinaufspringen, davor habe sie eine furchtbare Angst. Im Kopfe sei es ihr gewesen, als ob ein Besen herumfahren würde. Typisch für die Verwirrung der Pat. ist die spontane, plötzliche Äußerung, sie möchte ja gern alles erzählen, wenn sie es nur so zusammenbrächte. Sie bittet flehentlich um Verzeihung für ihr Unvermögen.

In der folgenden Nacht (12.—13. Dezember) sprang Pat. in höchster Erregung im Saal hin und her, schlug auf die Türe ein, wollte der Pflegerin die Schlüssel mit Gewalt entreißen. Aus dem Geschrei der Pat. war verständlich: „Macht doch auf, es ist jetzt noch Zeit, da draußen warten sie auf mich, mein August, dein August, dein Bräutigam, das Kloster stürzt ein."

Am 14. Dezember packte Pat. eine Pflegerin, die sie ins Bett zurückbringen wollte, fest am Halse; erst mit Hilfe einer anderen Pat. konnte sich die Pflegerin losmachen. Eine Äußerung der Pat. dabei lautete: „Warum bin ich hier in der Klinik, warum muß ich hier Ratten und Mäuse fressen, kommt, betot mit mir, ich weiß nicht mehr, was ich anfangen soll." Pat. glaubt bestimmt, ihr Mann sei dagewesen, eine Ahnung sage es ihr. Bei der Exploration am 14. hat Pat. nur noch summarische Erinnerung. Sie weiß noch, daß sie unruhig war, daß sie herumgesprungen ist. An das Würgen der Pflegerin will sich Pat. nicht mehr erinnern. Beim Vorhalten dieser Tatsache bricht Pat. in die verwunderte Frage aus: „Was, das soll ich getan haben?" Ursachen für ihre Angst in der

Nacht waren: Aus der Uhr hörte Pat. wiederum die Aufforderung fortzugehen. Es kam ihr vor, als ob Leute verbrannt würden, auch ihr Vetter war dabei. Pat. befürchtete, nun selbst verbrannt zu werden.

Gegen Ende des Monats wurde Pat. wieder etwas ruhiger. Sie blieb im Bette, sprach spontan nichts. Im Januar verlangt Pat. nach Arbeit, gab zu, manchmal noch im Kopfe verwirrt zu sein. Einmal bittet sie den Arzt, ihr ein Mittel zu geben zum Sterben. Einen Grund dazu weiß Pat. nicht. Sie befürchtet, ihr Mann komme nicht mehr. Pat. machte sich viel Selbstvorwürfe, glaubte alles falsch zu machen. Akute Zustände traten bis April nicht mehr auf, der Zustand blieb im wesentlichen stationär.

Die Menstruation, erstmals mit 16 Jahren aufgetreten, war meist unregelmäßig. Die Intervalle schwankten zwischen 3—5 Wochen. Die Blutung soll sehr stark gewesen sein. Pat. fühlte sich nachher schwach. Während des 2. Aufenthaltes in der Klinik trat die Periode zweimal ein, vom 3.—8. Oktober und vom 12.—16. November, also das erstemal sofort nach dem Eintritt in die Klinik. Gegen die zweite Blutung zu (12. November) wurde Pat. etwas ängstlicher, sie war nicht im Bette zu halten. Mit Eintritt der Blutung konnte bei der Pat. ein leichtes Zurücktreten der Hemmung konstatiert werden, Pat. wurde zugänglicher. Im Dezember setzte die Periode aus. Ungefähr in die Zeit, die dem postulierten Menstrualtermin voranging (12. Dezember). (Menstrualtermin etwa 20. Dezember) machte Pat. einen sehr schweren, ängstlichen Verwirrtheitszustand durch, der etwa 2—3 Tage andauerte, um dann rasch abzuklingen. Im Januar, Februar, März setzte die Periode ebenfalls aus. Irgendwelche akuteren Erregungszustände, wie im Dezember, konnten nicht beobachtet werden.

Psychose und Menstruation.

Bei vorliegender Psychose wurde die Diagnose auf zirkuläres Irresein gestellt.

In der Klinik wurde Pat. zweimal beobachtet. Beim 1. Aufenthalt (15. Februar bis 31. März 1909) floß (nach ärztlichem Bericht) die Periode wenige Tage vor der Aufnahme in die Klinik. Die akuten Symptome der Psychose, die zur Aufnahme führten, waren also gegen Eintritt der Periode aufgetreten. Das Erscheinen der Menses in der Klinik (5.—9. März) zeigte keinen Einfluß auf die Psychose.

Beim 2. Aufenthalt (vom 2. Oktober ab) trat unmittelbar nach Eintritt in die Klinik bei starker Erregung die Periode auf (vom 3.—8. Oktober). Nach der Blutung zeigte sich eine gewisse Beruhigung, die wieder einem ängstlich erregten Wesen gegen Eintritt der Periode im November (12.—16.) Platz machte. Im Dezember trat ziemlich unvermittelt ein starker Verwirrtheitszustand auf, der rasch abklang. Die Periode zessierte in dem Monat. Auch im Januar, Februar, März war Patientin amenorrhoisch. Greifbare Veränderungen der Psychose zeigten sich in den 3 Monaten nicht.

Hysterie.

Fall 11. A. Z. aus L. Geboren Juni 1882.
Aufnahme: 19. September 1910. Entlassung: 22. Dezember 1910.
Anamnese: (Schwester, Pat.)

Heredität: Vaterschwester war gemütsleidend, deren Sohn war in der hiesigen Nervenklinik.

Pat. hat eine normale Entwicklung durchgemacht. In der Schule war sie stets die erste. War sehr empfindlich, fing zu weinen an, wenn der Lehrer etwas zu ihr sagte. Mit 17 Jahren Gelenkrheumatismus, der mit 20 Jahren rezidivierte ($^1/_4$ Jahr Dauer).

Seit 1905 glückliche Ehe mit Witwer, der ein Kind mitbrachte. Gelegentlich Streit wegen der Stieftochter, die der Mann nicht recht erzog.

1907 künstliche Frühgeburt im 7. Monat. Der Arzt nahm wegen den hysterischen Symptomen an, daß die „Frau ins Irrenhaus komme, wenn man ihr das Kind nicht nehme". Pat. freute sich ihrer Schwangerschaft. Sie erzählte ihrer Nachbarin von jeder Kindsbewegung, die sie verspürte. Von der Frühgeburt an datiert Pat. den Beginn der Erkrankung. Eine erneute Schwangerschaft trat nicht mehr ein. Der Mann acquirierte vor $1^1/_2$ Jahren in B. Gonorrhöe, worüber Pat. sich sehr aufregte.

Aus dem körperlichen Status sei angeführt, daß Pat. kräftig gebaut und gut genährt ist. Das Herz ist nicht nachweisbar pathologisch. Puls 72—76, weich, etwas unregelmäßig. Am Hals Narbe von einer Strumektomie, leicht angedeuteter Exophthalmus, leichter Tremor manuum. Sonst keine Basedow-Zeichen. Gynäkologisch: Endometritis.

Beschwerden der Pat. sind:

Sie empfindet Schmerzen in der Herzgegend, die sich zur Zeit der Periode verschlimmern. Auch die rechte Nackengegend ist Sitz von Schmerzen, die bis zum Hinterhaupt ausstrahlen. Es kommt der Pat. vor, als ob ein Vogel dort herumlaufe. Nach starker Aufregung stellen sich Schmerzen in der linken Stirngegend ein.

Pat. kann jetzt nicht mehr so lachen und singen wie früher, sie gerät leicht ins Weinen, bekommt leicht Streit. In der Aufregung kommen ihr Worte über den Mund, die ihr dann wieder leid tun. Pat. bezeichnet ihren Zustand als „launenhaft", sie kann sich über dieselbe Sache freuen und dann gleich auch ärgern.

Das Leiden hat sich vor 3 Jahren eingestellt, nach der künstlichen Frühgeburt. Es bestand nicht immer in gleicher Intensität, sie konnte einen Tag beschwerdefrei und vergnügt und am folgenden tief verstimmt sein. Auch Selbstmordgedanken haben sich bei der Pat. eingestellt. Zum wirklichen Versuch kam es nicht. In solchen trüben Zeiten weiß Pat. oft nicht, was sie spricht, sie wundert sich dann, wenn der Mann ihr später erzählt, was sie gesagt hat. Vor ihrer Erkrankung (1907) hatte Pat. keine Beschwerden. Sie ging gerne in Gesellschaft, hatte Interesse für Theater und Konzert, sang und deklamierte gerne. Bei Aufführungen wirkte sie selbst mit, steigerte sich dann sehr in die Erregung hinein, wenn sie eine Rolle hatte.

Interessant sind die Beziehungen der Erkrankung zur Menstruation, die von Pat. und deren Schwester übereinstimmend geschildert werden. Sie erinnern in manchen Punkten an eine sogenannte „Psychosis menstrualis".

Die ersten Menses traten ohne Besonderheiten im 13. Jahre auf. Vom 13. bis 20. Jahre gibt Pat. an, daß sie jeweils vor Eintritt der Menses eine gewisse „Reizbarkeit" bei sich bemerkt habe. (Die Ausdrücke der Pat. sind apostrophiert.) Geringe Anlässe riefen bei ihr abnorme Ausschläge hervor. Auf somatischem Gebiete bestanden heftige Unterleibskrämpfe, die erst nach mehrstündiger Bettruhe durch die „Wärme" wichen. Mit 14—15 Jahren überstand Pat. einen Gelenkrheumatismus; damals zessierte die sonst regelmäßige Blutung für $^1/_2$ Jahr.

Bis zu ihrer Erkrankung (1907) blieben diese Symptome auf die Zeit vor den Menses beschränkt, Pat. erholte sich dann rasch wieder. Seit 1907 haben die Erscheinungen bei der Menstruation bedeutend zugenommen. Pat. „fühlt sich in der Zeit geistig nicht mehr frei".

Körperlich bestehen prämenstruell heftige Kopfschmerzen; starker Druck auf der Brust.

Die Stimmung in der Menstruationszeit charakterisiert Pat. folgend: „Es paßt ihr alles nicht". Sie ist besonders unmittelbar vor Eintritt der Blutung „krittliger", „reizbarer". Sie fühlt einen Zwang zum Reden, spricht dann sehr viel, oft gerade hinaus, ohne viel zu überlegen. Es geht ihr die Herrschaft über ihre Gedanken verloren. „Nachher wisse sie oft nicht mehr, was sie eigentlich gesagt habe." Pat. beurteilt ihren Zustand als nicht normal in der Zeit. Der Schlaf ist besonders prämenstruell gestört.

Der Ehemann kennt diese Verfassung seiner Frau in der fraglichen Zeit sehr wohl. Pat. erzählt spontan, ihr Mann nehme für die Dauer der Menstruation ihr oft das (Stief-) Kind weg, aus Angst, Pat. könnte dem Kinde was antun.

Das Fließen der Periode macht Pat. „gelassener". Es komme dann eine „Ruhe" über sie, in dem letzten halben Jahre eine· Müdigkeit, die Pat. als „Schlummer" oder „faulen Schlaf" bezeichnet. Vor 8 Tagen war die letzte Periode aufgetreten. Pat. war in der Zeit aufgeregt, weinte, zitterte, schimpfte, schrieb verwirrte Briefe, äußerte Suicidgedanken. Dieser Zustand führte zur Aufnahme in die Klinik.

Zu erwähnen ist noch, daß nach der verfrühten Entbindung die Menses nur spärlich geflossen sind. Pat. schloß daraus, daß sie wohl eine „Gebärmutterknickung" von der Geburt davongetragen habe.

Als vasomotorische Störungen können gelten: Prämenstruelle Wallungen zum Kopfe; ein „Kriebeln" im ganzen Körper, besonders Händen und Füßen, Frieren und Schwitzen zu gleicher Zeit.

Pat. in der Klinik.

Pat. hat ein großes Vertrauen in die Klinik, da ein Vetter von ihr hier geheilt wurde. Anfänglich ist Pat. etwas zurückhaltend in ihren Angaben; sie hat Angst durch freies Reden in die Tobsuchtszelle zu kommen. Ihre innere Erregung verrät sich durch Zucken der Gesichtsmuskeln, Zittern und „nervöses" Spielen mit den Händen. Die Affektlage ist äußerst labil; Pat. gerät leicht ins Weinen, das durch ein gelles, unnatürliches Lachen durchbrochen wird. Als die ersten Hemmungen überwunden sind, redet Pat. lebhaft, mit ausdrucksvollem Mienenspiel und begleitenden Gesten. Sie ist die unverstandene Frau, daher sehr unglücklich. Der Mann behandelt sie nicht, wie es ihre Eigenart erfordert, sie hat kein eigenes Kind, das sie großziehen kann, ihr Stiefkind wird vom Manne verzogen, die Norddeutschen sind steife Gesellen. (Pat. wohnt in Norddeutschland.) Auch die eigene Mutter hat kein Verständnis für sie.

Auf der Abteilung zeigt sich Pat. intelligent, mit viel Interessen, guten Kenntnissen. Sie ist sehr gesprächig, läßt die Mitpatientinnen ihre Überlegenheit fühlen, ist außerordentlich empfindsam gegen den kleinsten Vorwurf von irgendeiner Seite. Sie reagiert sofort darauf mit einem hysterischen Anfall, in dem Pat. schreit, lacht, weint, kindlich redet. Erst nach einigen Tagen ist Pat. wieder auf dem status quo ante.

Solche Anfälle stellten sich stets auf irgendeine äußere Gelegenheit hin ein, ein leichter Vorwurf, eine vermeintliche Zurücksetzung, Mitleid mit einer jammernden Pat., ein Brief, ein unbedachtes Wort des Arztes, all solche geringfügige Anlässe genügten, um bei der Pat. eine mehr oder minder schwere Verstimmung auszulösen.

Die psychische Behandlung hatte wesentlichen Erfolg; Pat. sah allmählich die psychogene Entstehung all ihrer Beschwerden ein. Sie war bereits im November wesentlich ruhiger und gebessert. Im Dezember machte die Selbstbeherrschung weitere Fortschritte, so daß auf Weihnachten Pat. nach Hause zurückkehren konnte.

Komplexe dieser Hysterie waren: Kinderlosigkeit; Angst bereits im Klimax zu sein; Befürchtung, der Mann sei untreu gewesen, sei genitalkrank; Eifersucht gegen Freundinnen des Mannes.

Während des Aufenthaltes in der Klinik (19. September 1910 bis 22. Dezember 1910) war die Menstruation im Oktober nicht aufgetreten. (Veränderung des Milieu?)

Im November (9.—12.) floß die Blutung wieder und wurde gut ertragen. Pat. glaubte, die Menses diesmal seien wieder stärker. Sie brachte das gute Befinden in der Zeit mit der bereits eingetretenen Besserung in Zusammenhang. Im Dezember, vom 8.—12., wurde Pat. wieder menstruiert; vielleicht konnte man hier einige Tage vorher eine Zunahme der Labilität der Stimmung konstatieren. Pat. sprach besonders viel, weinte überaus leicht, um plötzlich in ein gellendes, unangenehm klingendes Lachen auszubrechen. Am 13. Dezember wurde Pat. — auf äußeren Anlaß hin, Pat. glaubte sich zurückgesetzt — sehr erregt, das unnatürliche Lachen wechselte mit Weinkrämpfen ab; Pat. äußerte heftige Präcordialangst, hatte Globusgefühle, glaubte zu ersticken. Der Zustand glich sich in einigen Tagen wieder aus.

Jedoch möchte ich speziell im Hinblick auf die Amnamnese und obige Beobachtung betonen, daß während der Beobachtung in der Klinik die hysterischen Anfälle zu jeder Zeit auf geringfügige äußere Anläße hin sich zeigen konnten.

Psychose und Menstruation.

Wir haben hier eine psychogene Erkrankung vor uns. Die Hysterie, die schon vorher sich in der Labilität der Stimmung, in der leichten Auslösbarkeit von Affekten gezeigt hatte, trat als beunruhigende Erkrankung nach einer artifiziell bewirkten Frühgeburt auf. Die Beziehungen der Erkrankung zur Menstruation sind hier wohl sicher auch wesentlich nur psychologische Natur.

Die Hysterie hat die Tendenz, ihre psychischen Symptome in körperliche Vorgänge zu „konvertieren". Im vorliegenden Fall knüpfen sich an die Menstruation (cf. Anamnese) eine Menge von Beschwerden schon vor der Erkrankung und erst recht nach derselben. (1907).

Diese Beschwerden sind vor der Erkrankung dieselben, wie sie andere Frauen auch haben, Müdigkeit, Reizbarkeit, Unterleibsschmerzen. Der Unterschied ist, daß diese Organempfindungen bei der Hysterie mit einem abnormen Affektwert belegt werden, der sie dann zu krankhaften Symptomen stempelt. Daß die Beschwerden zu ihrem größten Teil so ihre Erklärung finden, geht aus folgenden Tatsachen hervor: Nach der Entbindung begann für die Patientin die eigentliche Krankheit. Damals flossen die Menses spärlicher. Sofort schloß die hysterische Patientin daraus auf eine „Gebärmutterknickung", auf ein bereits eingetretenes „Klimakterium" (28 J.), auf „Unfruchtbarkeit". Es ist nicht mehr verwunderlich, wenn bei solcher intensiver Aufmerksamkeit auf die Menstruation auch andere Beschwerden mit ihr verbunden werden. Patientin berichtet von Dämmerzuständen mit Amnesie für die Zeit der Menses, von triebartigen Handlungen, Suicidgedanken, Unbesinnlichkeit. Ihr Mann nimmt ihr das Kind weg. Der Aufnahme ging ein heftigster Erregungszustand voraus, der mit den Menses koinzidierte und dessen Schwere endgültig den Entschluß zur Behandlung in der Klinik zeitigte.

Um so überraschender war es, daß in der Klinik von dieser aufs lebhafteste von zwei Seiten geschilderten menstruellen Zuständen unter einer psychischen Behandlung nichts zu bemerken war. Solange die hysterischen Anfälle noch fortbestanden, traten sie unabhängig von der Menstruation auf. Stets war dabei ein äußeres Trauma nachweisbar, so auch bei dem Anfall (Dezember), der mit den Menses koinzidierte.

Dieser Fall demonstriert, wie bei einer Hysterie der Menstruationsvorgang in derselben Weise zu psychogenen Krankheitserscheinungen Anlaß gibt wie z. B. das Gefühl des Pulses, der Herzbewegungen.

B. *Menstruation und Nervenkrankheiten.*

Polyneuritis mit Korsakowscher Psychose.

Fall XII. S. K. aus E. Geboren November 1879.

Aufnahme: 12. Dezember 1907.

Anamnese: (Bruder). Heredität ohne Belang.

In der Schule mittelmäßig. Später zu Hause gearbeitet. Mit 12 Jahren Bleichsucht mehrere Jahre lang. Periode regelmäßig. Die Bleichsucht wurde mit Wein behandelt. Pat. trieb dabei Mißbrauch. Mit 25 Jahren Ehe (1904), kinderlos. In der Ehe Schnaps-Abusus. Seit 1906 fing Pat. zu doktern an. Sie klagte über Blutarmut, Venenentzündung, Appetitlosigkeit, Müdigkeit. Seit 1907 merkte Pat., daß sie stark abmagerte. Dabei konnte Pat. bis vor 6 Wochen arbeiten (Ende Oktober 1907). Bot nichts Auffälliges.

Seit November gesteigerte Müdigkeit, Schwächegefühl, Magenbeschwerden, Kreuzschmerzen.

Ende November „Zungenschlägle“, die Sprache wurde langsamer und undeutlicher; man verstand Pat. nicht mehr recht. Pat. hatte Sinnestäuschungen, sah Engel am hellen Tage. Pat. blieb zu Bette, gegen Lageveränderungen sträubte sie sich, da ihr das Schmerzen machte. Sich selbst überlassen, redete Pat. fast nichts, lag teilnahmlos da. Das Essen mußte gegeben werden.

Aufnahmebefund und Verlauf der Erkrankung.

Pat. redet undeutlich, verwaschen, verschmiert. Die Sprache trägt bulbären Charakter. Aktiv bewegt sich Pat. nicht, passiven Bewegungen setzt sie Widerstand entgegen, schreit dabei.

Die Ortsfrage beantwortet Pat. richtig, erkennt jedoch das Haus nicht. Den Arzt bezeichnet sie als Maler, Bäcker, auch als Doktor. Bezeichnet dann das Haus als eine Klinik, als irgendeine. Sie sei hier, weil kein Arzt wüßte, was ihr fehle, Magen- oder Unterleibsleiden. Sie sei jedoch gar nicht krank, nur müde. Zeitlich glaubt Pat. im März 1999 zu sein. Das Alter wird richtig genannt, auch der Beruf des Mannes.

Pat. erzählt weiter, die Sprache sei so gespäßig, auf einmal sei ein „Schlägle“

gekommen, vor etwa 3 Wochen. Sie hatte die Empfindung, als ob sie eine Fliege stechen würde. Einmal sei ihr ein Engel erschienen. Pat. zeigt sich also besonnen und klar, faßt Fragen ziemlich gut auf, beantwortet sie anscheinend sinngemäß. Sprache undeutlich. Örtlich ist Pat. orientiert, zeitlich nicht.

Die körperliche Untersuchung ergibt:

Pupillenreaktion auf Licht und Konvergenz langsam, nicht ausgiebig. Rechte Pupille nach außen unten verzogen. Augenbewegungen frei. Gesicht gerötet. Zunge gerade und beweglich. Bei Berührung des Gesichtes schreit Pat., sie habe eine so feine Haut. Herzaktion beschleunigt. Arme aktiv frei beweglich, bei passiven Bewegungen Widerstand. Hyperästhesie, Hyperalgesie. Händedruck schwach. Beine: werden aktiv fast nicht bewegt, gestreckt und gespannt gehalten. Bei jeder passiven Bewegung schreit und jammert Pat. Von Reflexen nur Fußsohlenreflex zu prüfen.

Unter lebhafter Schmerzäußerung sind die Beine in allen Gelenken beweglich Beugestellungen werden bald aufgegeben. Hyperästhesie, Hyperalgesie. Gang. freies Stehen, Sitzen unmöglich.

Der genauere psychische Status, wie er in der Folgezeit erhoben werden konnte, läßt sich in folgende Ausführungen zusammenfassen: Pat. zeigt eine gleichmäßige, zufriedene, heitere Stimmung. Weinerlich und reizbar wird sie nur, wenn sie körperlich untersucht wird oder wenn man von ihrem Alkoholmißbrauch spricht. Den Zweck körperlicher Untersuchung kann Pat. nicht erkennen. Sie ist zufrieden bei dem Gedanken, daß es schon „recht werde". Andere Male glaubt sie, man öffne ihr den Leib, weil sie keine Kinder bekommen habe. Man nähe ihr den Leib dann wieder mit der Nähmaschine zu. Alle kinderlosen Frauen müßten sich das machen lassen. Hin und wieder bezeichnet sie deshalb die Klinik als „Eröffnungsklinik". Bei Explorationen erweist sich Pat. als zeitlich gänzlich, örtlich ungenau orientiert. Solches Versagen bemäntelt Pat. mit Ausreden: „Ich lese keine Zeitung. Es ist mir gleichgültig, in welcher Klinik ich bin."

Den untersuchenden Arzt verkannte Pat. fast stets, gab ihm wechselnde Bezeichnungen: bald war er ein Doktor aus ihrem Heimatsort, bald der Professor, bald ein Bekannter oder Verwandter von ihr.

Von ihrem Leben weiß Pat. nur spärliches zu berichten. Sie glaubt, der Vater, der gestorben ist, lebe noch. Wie es ihr in der Schule gegangen sei, wisse sie nicht mehr; nach der Schule habe sie im Felde und der Haushaltung gearbeitet stimmt).

Vom 22.—25. Jahre will Pat. Bleichsucht gehabt haben. Sie kurierte dieses Leiden durch tägliche Konsumption von 2 Liter Weißwein. Betrunken sei sie nie gewesen. sie trank den Wein mit Wasser. Likör nahm sie nur „wunderselten" ein. Schnaps habe sie nur jeweils einen Fingerhut voll getrunken. Pat. weiß noch, daß ihre Erkrankung mit Arbeitsunfähigkeit und Sprachsstörung angefangen hat.

Ihre Familienverhältnisse sind der Pat. nicht mehr erinnerlich. Bald ist sie ledig, bald verheiratet, auch zum zweiten Mal, mit Wirt oder Bäcker, oder Arzt. bald hat sie keine Kinder, bald hat sie viele, die leben oder gestorben sind. Alle die Angaben kann man beliebig durch Suggestivfragen hervorrufen. Beim Versuch, näher einzudringen, wird Pat. weinerlich, ablehnend. Die Kenntnisse der Pat. sind mittelmäßig; auffallend gut geht das Rechnen. Die Merkfähigkeit für die Zahlen ist vermindert, für Vorgänge (Essen, Namen, Ereignisse auf der Abteilung) fast vollkommen erloschen. Ihren Mann erkannte Pat. (April 1908) noch, sprach jedoch zusammenhanglose Dinge mit ihm, hatte nachher den Besuch vollkommen vergessen. Auffallend ist, daß hin und wieder Pat. zutreffende

Äußerungen macht, so gab sie z. B. im Mai 1908 den Namen richtig an, wußte das Jahr, ihren Geburtstag, ihr Alter, den Aufenthaltsort, den Todestag und das Leiden des Vaters. Ihre Krankheit bezeichnet Pat. verschieden: Sie hat Gliederweh, Gicht, das Geblüt ist schuld, sie ist nur müde. Oder es fehlt ihr überhaupt nichts, sie kann gehen und stehen wie andere auch; sie sei schon spazieren gegangen.

Vereinzelt traten auch Größenideen auf (Juli 1909): Der Vater der Pat. sei als Verwalter auf dem Schlachthaus, Pat. hat alle Schlachthäuser der Welt gewonnen, ihr Vater und der alte Kaiser sind Geschwisterkinder. Sie selbst ist die „Döte" des jungen Kaisers, sie hat ihm als Patengeschenk ein Gebäude in E. gegeben. Der Kaiser hat ihr Schmuck geschenkt, ein Automobil angeboten. Ferner besitzt Pat. alle Kliniken der Welt, verschenkt solche freigebig.

Gewöhnlich lag Patientin stumpf und indolent zu Bett, äußerte keinen Wunsch, hatte kein Interesse, frug nie nach ihrem Manne.

Aus dem genaueren körperlichen Status hebe ich hervor:

Pat. ist dauernd bettlägerig. Der Ernährungszustand ist vortrefflich bei vorzüglichem Appetit der Pat. (abgesehen natürlich von der Atrophie). Sprache ist undeutlich, trägt bulbären Charakter (vielleicht auch Poliencephalitis hämorrhagica superior?). Die Reaktion auf Licht und Konvergenz erfolgt bei den Augen langsam und mangelhaft. Es treten bei extremen Bulbusstellungen nystagmusartige Zuckungen auf. Augenhintergrund erweckt Verdacht auf beginnende Opticusatrophie. Zunge ziemlich frei, vielleicht etwas ataktisch. Das Schultergelenk zeigt eine partielle Kontraktur beiderseits. Ebenso das Ellenbogengelenk beiderseits. Das rechte und linke Handgelenk ist in Flexionsstellung kontraktruiert. Beine: Hüftgelenkkontraktur. In den Knien sind die Beine beiderseits gestreckt, die Füße zeigen Spitzfußstellung. Die Zehen sind frei beweglich. Die Muskulatur von Arm und Bein ist atrophisch. Einzelne Muskeln sind gelähmt. Die Arme sind frei beweglich, passive Bewegungen sind schmerzhaft. An den Beinen Entartungsreaktion. Reflexe nicht zu prüfen. Sensibilität am Körper erhalten. Von der Mitte der Unterschenkel ab hochgradige Hypersensibilität. Gehen und Stehen ist unmöglich. Tachykardie.

Pat. war regelmäßig menstruiert. In der Klinik setzte die Menstruation im Dezember 1907 und für das ganze Jahr 1908 vollständig aus. Am letzten Tag des Jahres 1908, am 31. Dezember, trat erstmals die Blutung wieder ein.

Die Termine der Periode waren:

1909:

31. XII.	1908	bis	2. I.	1909	Dezember-Januar.
5. II.	1909	„	8. II.	„	Februar.
17. III.		„	„ 21. III.	„	März.
20. IV.		„	„ 23. IV.	„	April.
27. V.		„	„ 31. V.	„	Mai.
28. VI.		„	„ 1. VII.	„	Juni/Juli.
25. VII.		„	„ 28. VII.	„	Juli.
—			—		August.
30. IX.		„	„ 2. X.	„	September/Oktober.
30. X.		„	„ 1. XI.	„	Oktober/November.
29. XI.		„	„ 3. XII.	„	November/Dezember.

1910:

30. XII.	1909	bis	1. I.	1910	Dezember/Januar.
28. I.	1910	„	30. I.	„	Januar.
—			—		Februar.

8. III.	1910 bis	10. III.	1910	März.
2. IV.	„	„ 4. IV.	„	April.
28. IV.	„	„ 30. IV.	„	April.
24. V.	„	„ 27. V.	„	Mai.
25. VI.	„	„ 28. VI.	„	Juni.
28. VII.	„	„ 31. VII.	„	Juli.
23. VIII.	„	„ 24. VIII.	„	August.
20. IX.	„	„ 24. IX.	„	September.
16. X.	„	„ 18. X.	„	Oktober.
12. XI.	„	„ 13. XI.	„	November.
15. XII.	„	„ 18. XII.	„	Dezember.

1911:

16. I.	1911 bis	19. I.	1911	Januar.
8. II.	„	„ 12. II.	„	Februar.
9. III.	„	„ 11. III.	„	März.
6. IV.	„	„ 6. IV.	„	April.

Hin und wieder, nicht regelmäßig, hatte Pat. zur Zeit der Menstruation Diarrhöe und Erbrechen.

In der psychischen Sphäre konnte ich keine Veränderung in der menstruellen Zeit bei der Kranken feststellen.

Nervenkrankheit und Menstruation.

Es handelt sich hier um Alkoholneuritis mit Korsakowschem Symptomenkomplex.

Neben den neuritischen Symptomen (Gliederschmerzen, unvollkommene Lähmung, Kontrakturen, Atrophie) besteht schwerste Beeinträchtigung des Gedächtnisses, Verlust der Merkfähigkeit, Desorientierung (nicht vollkommen); die Gedächtnislücken werden durch Konfabulation ausgefüllt. Andeutungen von Halluzinationen, Größenideen. Stimmung stumpf-euphorisch.

Interessant ist, daß die Menstruation, die vorher regulär geflossen ist, in der Klinik für die Dauer eines Jahres vollkommen zessierte, um dann ziemlich regelmäßig bis jetzt (April) 1911 zu fließen.

Die Amenorrhöe hätte man ja auf die bestehende schwere neuritische Erkrankung beziehen können. Dann bleibt jedoch immerhin merkwürdig daß die Periode sich wieder einstellte und bis heute wiederkehrt, während die körperlichen neuritischen Erscheinungen unverändert fortbestehen, die Psychose sogar langsam zur völligen geistigen Schwäche fortschreitet.

Eine andere Erklärung wäre die, daß während des sich abspielenden toxischen Prozesses (wie bei akuten Psychosen) die Menstruation zessierte, als Symptom der Allgemeinerkrankung oder als Ausdruck der Schädigung eines hypothetischen Menstruationszentrums. Nach abgelaufenem Prozesse wären dann die Psychose und die körperlichen Symptome als irreparable Residuen zurückgeblieben, die Menstruation kehrt jedoch wieder, entweder weil die toxische Noxe weggefallen ist, der Allgemeinzustand (Ernährungszustand usw.) wieder besser geworden ist, oder weil die nervösen Menstruationszentren noch funktionsfähig geblieben sind.

Schlußbetrachtung.

Der erste Teil der Arbeit zeigte, wie ungefähr bis über die Mitte des 19. Jahrhunderts die Menstruation und ihre Anomalien als direkte Ursache sowohl für Geistesstörungen als auch für Nervenkrankheiten betrachtet wurde.

In den folgenden Dezennien änderten sich allmählich die Anschauungen. Die Menstruationsstörung büßte ihre ätiologische Bedeutung ein, sie war nur noch Symptom von geistigen resp. nervösen Erkrankungen.

Als letzten Rest der alten, überwundenen Lehre haben wir die „Menstrualpsychose" kennen gelernt. Auf Grund der in der Literatur niedergelegten Fälle konnten wir diese Psychose als streng abgegrenztes Krankheitsbild nicht anerkennen.

Bei Nervenkrankheiten wurden früher vereinzelt Anomalien der Menstruation registriert; in neuester Zeit achtete man bei Neubildungen des Zentralnervensystems methodisch auf das Vorkommen solcher Veränderungen der Menstruation.

Das der Gang der Untersuchungen und ihre Resultate.

Nun kurz die Theorien:

Der nächstliegende Gedanke ist, bei den schweren geistigen und nervösen Erkrankungen auf die Beeinträchtigung der allgemeinen Biologie des davon betroffenen Individuums zu rekurrieren. Dieser Gedanke wird entkräftet durch die Tatsache, daß, z. B. bei Tumoren die Menstruationsstörung (Menostasis) allen andern Symptomen jahrelang vorauseilen kann, und daß während dieser Zeit die Patientin sich dauernd eines guten Befindens erfreuen.

Einen Anknüpfungspunkt für eine Erklärung bot bei den leichter übersehbaren Nervenerkrankungen die Akromegalie mit ihrer fast regelmäßigen, wenn auch nicht ausnahmslosen Amenorrhöe.

Postulat dabei ist:

Die Akromegalie beruht auf irgendwelchen Veränderungen der Funktionen des drüsigen Teils der Hypophysis. Hypophysis und Ovarium haben einander entgegengesetzte Wirkungen.

Unter Annahme obengenannter Forderungen wird die Amenorrhöe bei Akromegalie auf den Ausfall des Ovulationsvorganges, dieser auf die pathologisch veränderte Hypophysis bezogen.

Für die Tumoren des Gehirns waren die Verhältnisse relativ einfach. Entweder liegt Neubildung der Hypophysis selbst oder in unmittelbarer Nachbarschaft der Drüse vor. Dann kann frühzeitig auftretende Amenorrhöe auf die veränderte Tätigkeit der Hypophysis zurückgeführt werden. Liegen Tumoren entfernter (Kleinhirn, hintere Schädelgrube), so können sie Hydrocephalus erzeugen, der dann seinerseits die Hypophysis beeinflußt.

Ed. Müller hat auch daran gedacht, ob nicht die Neubildungen selbst Sekrete absondern können, die im Organismus kreisen und frühzeitig die Ovarien beeinflussen.

Die Fälle von multipler Sklerose, Syringomyelie, Neuritis stehen hierbei unerklärt da, ebenso die geistigen Erkrankungen.

Man könnte zur Erklärung der Menstruationsstörungen bei allen nervösen Erkrankungen schließlich noch annehmen, es existiere für die Menstruation (Ovulation) ein nervöses Zentrum, ähnlich wie bei andern visceralen Vorgängen des Körpers. Ob dieses Zentrum einheitlich lokalisiert ist, oder ob es mehrere Zentren gibt, bliebe eine offene Frage.

Die bei organischen Läsionen des Nervensystems (organischen Erkrankungen und Psychosen) vorkommenden Menstruationsstörungen würden sich dann als Affektion des hypothetischen Zentrums erklären. Die Beeinflussung könnte direkt durch Zerstörung oder indirekt von entfernteren Punkten aus durch Druck, Schädigungen von koordinierten Zentren erfolgen.

Die Arbeit ist die Beantwortung der Preisaufgabe. die von der medizinischen Fakultät der Universität Tübingen im Jahre 1910 gestellt wurde. Die Aufgabe lautete: „Die Frage nach den Beziehungen zwischen Menstruation und Nerven- und Geisteskrankheiten soll unter sorgfältiger Berücksichtigung der Literatur und auf Grund eigener klinischer Studien untersucht werden."

Zur Bearbeitung des Themas stand mir ein halbes Jahr zur Verfügung. Für die Arbeit wurden die weiblichen Patienten der Tübinger Nervenklinik, die Oktober 1910 bereits in Behandlung standen, und alle Neuaufnahmen vom Oktober 1910 bis März 1911 von mir untersucht. Aufnahme in die Arbeit fanden die Fälle, die für die vorvorliegenden Fragen Beachtenswertes boten. Ende April 1911 mußte die Arbeit abgeschlossen werden.

Herrn Professor Dr. Gaupp danke ich ergebenst für die überaus liberale Weise, in der er mir das Material zu der Arbeit zur Verfügung stellte. Ebenso möchte ich an dieser Stelle Herrn Dr. Brodmann für eine Empfehlung an Herrn Dr. Reich, Berlin, und Herrn Dr. Schnizer für sein freundliches Entgegenkommen auf der Abteilung danken.

Literaturverzeichnis.

1. Abelsdorff, Klin. Monats-Blatt f. Augenheilkde. 41. Jahrg. 2, S. 72.
2. Algeri, Zeitschr. f. Psych. 42, S. 73.
3. Arndt, Lehrbuch der Psych. 1883.

4. Baillarger, Annal. méd. psych. S. 555. 1855.

5. Derselbe, Annal. méd. psych. S. 416. 1882.

6. Ballet, Traité de Pathol. mentale 1903.

7. Bartel, Beitrag zur Lehre vom mentraulen Irresein. Diss. Berlin 1887.

8. Baumgarten, Centralbl. f. klin. Med. 14. Jahrg. 1893. S. 348.

9. Bayerthal, Neurol. Centralbl. 22. Jahrg. 12/13. 1903.

10. Bechterew, Archiv f. Psych. **13**, 1882.

11. Berthier, Névroses menstruelles. 1874.

12. Binswanger, Hysterie. 1904.

13. Bloch, Sexualleben unserer Zeit. 1908.

14/15. Boas, Archiv f. krim. Anthrop. u. Kriminalistik, **35**, 1909; **40**, 1911.

16. Bontemps, Du vol dans les grands magasins et du vol à l'étalage. Diss. 1894.

17. Börner, Volkmanns klin. Vorträge 1886. Nr. 90.

18. Bregmann, Nervenkrankheiten. 1911.

19. Briene, de Boismont, Menstruation. 1842. (Übersetzung Moser.)

20. Derselbe, Annal. méd. psych. 1851. S. 574.

21. Brouardel, Gazette des hôpitaux **38**, 345. 1888.

22. Burger, Über sogenanntes menstruelles Irresein. Diss. Bonn 1908.

23. Busch, Geschlechtsleben des Weibes. 1839.

24. Cimbal, Münch. med. Wochenschr. 1905. Nr. 28.

25. Clark, Clinical manual of mental diseases 1897.

26. Cohn, Uterus und Auge. Diss. Bern 1890.

27. Dagonet, Nouveau traité élémentaire et pratique des maladies mentales. 1876.

28. Delius, Wiener klin. Rundschau 1905. No. 11/12.

29. Dubuisson, Les voleuses de grands magasins. 1902.

30. Duckworth, Journ. of ment. Science. Okt. 1863.

31. Eber, Ergebnisse d. allg. Pathol. u. pathol. Anat. 1862. 2. Hälfte.

32. Ebstein und Schwalbe, Handb. d. prakt. Med. **3**, 1905.

33. Eisenhart, Wechselbeziehungen zwischen internen und gynäkologischen Erkrankungen. 1895.

34. Erb, Berl. klin. Wochenschr. 1887. Nr. 3.

35. Derselbe, Deutsches Archiv f. klin. Med. **42**, 1888.

36. Eulenburg, Nervenkrankheiten. 1878.

37. Fischer, B., Münch. med. Wochenschr. 1911, Nr. 9.

38. Fischer, M., Zeitschr. f. Psych. **61**, 1904.

39. Fischer-Dückelmann, A., Geschlechtsleben des Weibes. 1902.

40. Flechsig, Neurol. Centralbl. 1884, Nr. 19/20.

41. Fliess, Beziehungen zwischen Nase und weiblichen Geschlechtsorganen. 1897.

42. Forel, Hypnotismus. 1907.

43. Francillon, Essai sur la puberté chez la femme. Diss. Paris 1906.

44. Freund, H. W., Beziehungen der Schilddrüse zu den weiblichen Geschlechtsorganen. Diss. Straßburg 1882.

45. Derselbe, Ergebn. d. allg. Pathol. u. pathol. Anat. 1896. 2. Hälfte.

46. Freund, W. A., Sammlung klin. Vorträge. Volkmann, 1886/1890. Nr. 329/330.

47. Friedmann, Münch. med. Wochenschr. 1894. Nr. 1/4.

48. Friedreich, Handb. d. gerichtl. Psych. 1835.

49. Derselbe, Historisch-kritische Darstellung der Theorien über das Wesen und den Sitz der psychischen Krankheiten. 1836.

50. Garczynski, De l'issue des psychoses périodiques et circulaires. Diss. Genf 1910.
51. Gaupp, Dipsomanie. 1901.
52. Gendron, Etude sur quelques cas d'affections oculaires d'origine utérine. Diss. Paris 1890.
53. Gock, Archiv f. Psych. 5, 1875.
54. Gowers, Epilepsie. (Deutsch von Weiss.) 1902.
55. Grattery, Des troubles viscéraux d'origine menstruelle. Diss. Paris 1888.
56. Griesinger, Pathologie und Therapie der psychischen Krankheiten. 1876.
57. Groß, Kriminalpsychologie. 1898.
58. Gudden, Vierteljahrschr. f. gerichtl. Med. 33 (Suppl.), 1904.
59. Hall, Brit. med. Journ., Jan. 1890.
60. Hallibuston, Petersb. med. Wochenschr. 3. Jahrg. 1886.
61. Hauptmann, Münch. med. Wochenschr. 1909, Nr. 41.
62. Hegar, Zeitschr. f. Psych. 56. 1899.
63. Derselbe, Zeitschr. f. Psych. 58. 1901.
64. Henneberg, Archiv f. Psych. 34. 1902.
65. Hergt, Zeitschr. f. Psych. 27. 1871.
66. Hitzig, Zeitschr. f. Kriminalrechtspflege 1827, Juli/August.
67. Jacobsohn u. Jamane, Archiv f. Psych. 29. 1897.
68. Janet u. Raymond, Obsessions et psychasthenie. 1903.
69. Joire, Handb. d. Hypnot. (Deutsch von Boltenstern). 1908.
70. Kausch, Archiv f. Psych. 24. 1892.
71. Kirn, Periodische Psychosen.
72. Klopstock, Augenleiden im Gefolge von Menstruations-Anomalien. Diss. 1893.
73. Knoblauch, Klinik und Atlas der chronischen Krankheiten des Zentralnervensystems. 1909.
74. Koch, Deutsches Archiv f. klin. Med. 40. 1887.
75. Kohnstamm, Therapie d. Gegenwart, Aug. 1907.
76. Kowalewski, Petersb. med. Wochenschr. 1894, 24—28.
77. Kraepelin, Lehrbuch der Psychiatrie. 1901.
78. Krafft-Ebbing, Archiv f. Psych. 8. 1878.
79. Dieselben, Arbeiten aus dem Gesamtgebiet der Psychiatrie und Neuropathologie. 1877—1899.
80. Derselbe, Psychosis menstrualis. 1902.
81. Derselbe, Lehrbuch der Psychiatrie. 1903.
82. Krieger, Die Menstruation. 1869.
83. Krönig, Über die Bedeutung der funktionellen Nervenkrankheiten. 1902.
84. Ladame, Symptomatologie der Hirngeschwülste. 1865.
85. Lairac, Rapports de la menstr. avec les états morbides à l'époque de la première éruption des règles. Diss. Bordeaux 1893.
86. Laquer, Abhandl. v. Hoche 7. 1907.
87. Levinstein-Schlegel, Griesingers Pathol. u. Ther. d. psych. Krankh. 1892.
88. Leyden, Klinik der Rückenmarkskrankheiten. 1874.
89. Lombroso, Das Weib als Verbrecherin und Prostituierte. 1894.
90. Maclachlan, Neurol. Centralbl. 1898, 17. Jahrg. (Ref.).
91. Madden, Brit. med. Journ., Okt. 1883.
92. Marotte, Revue méd.-chirurg. de Paris. Mai 1851.
93. Martin, Med. Klin. 1907, 3. Jahrg.
94. Martini, Zeitschr. f. Psych. 28. 1872.
95. Marx, Med. Klin. 6. 1909.

96. Maudsley, Pathology of mind. 1895.
97. Mayer, E., Archiv f. Psych. **32**. 1899.
98. Mayer, Leop., Menstruationsprozeß und seine krankhaften Abweichungen. 1890.
99. Mayer, Louis, Beziehungen der krankhaften Zustände und Vorgänge in den Sexualorganen des Weibes zu Geistesstörungen. 1869.
100. Derselbe, Beiträge zur Geburtshilfe und Gynäkol. **1**. 1872.
101. Moebius, Deutsche Zeitschr. f. Nervenheilk. **1**. 1891.
102. Derselbe, Samml. zwangloser Abhandl. a. d. Geb. d. Nerven- u. Geisteskrankheiten **3**, 3. Heft. 1899.
103. Morel, Traite des Maladies mentales. 1860.
104. Moscato, Centralbl. f. inn. Med. 1897, 21 (Ref.).
105. Mucha, Neurol. Centralbl. 1902, 20.
106. Müller, Ed., Neurol. Centralbl. **24**, 790. 1905.
107. Müller, P. Krankheiten des weiblichen Körpers. 1888.
108. Müller, Rob., Sexualbiologie. 1907.
109. Näcke, Zeitschr. f. Psych. **51**. 1895.
110. Nußbaum, Anat. Anzeiger **29**, 16—17. 1906.
111. Oppenheim, Neurol. Centralbl. **17**. 1908.
112. Petit, Rapports de la paralysis générale chez la femme avec certains troubles de la menstruation. Diss. Paris 1886.
113. Pilcz, Periodische Geistesstörungen. 1901.
114. Powers, Beitrag zur Kenntnis der menstr. Psychosen. Diss. Zürich 1883.
115. Raciborski, Arch. génér. de Méd. **1**. 1865.
116. Derselbe, Traité de la menstruation. 1868.
117. Reinl, Samml. klin. Vortr. (Volkmann) 1884, 243.
118. Richter, Revision der Lehre von der Monomanie in forensischer Beziehung. 1858.
119. Riebold, Deutsche med. Wochenschr. 1906, 11/12.
120. Derselbe, Deutsche med. Wochenschr. 1906, 28/29.
121. Derselbe, Münch. med. Wochenschr. 1907, 38/39.
122. Rosthorn, (Chrobak), Path. u. Ther. (Nothnagel) **20**.
123. Runge, Das Weib in seiner Geschlechtsindividualität. 1896.
124. Salerni, Münch. med. Wochenschr. **40** (Ref.). 1906.
125. Sauvet, Ann. méd.-psych. 1848, 11.
126. Siemerling, Zeitschr. f. Psych. **62**. 1905.
127. Sutherland, Schmidts Jahrb. **167**, S. 181 (Ref.).
128. Schäfer, Zeitschr. f. Psych. **50**. 1894.
129. Schlager, Zeitschr. f. Psych. **15**. 1858.
130. Schnizer, Zur Klinik der Kleinhirnbrückenwinkeltumoren. Diss. Tübingen 1910.
131. Schnyder, Neurol. Centralbl. 1911, S. 228.
132. Schröter, Zeitschr. f. Psych. **30**. 1873.
133. Derselbe, Zeitschr. f. Psych. **31**. 1874.
134. Derselbe, Zeitschr. f. Psych. **56**. 1899.
135. Schüle, Handb. d. Geisteskrankh. 1880.
136. Derselbe, Zeitschr. f. Psych. **47**. 1891.
137. Schwob, Contribution à l'étude des psychoses menstruelles. Diss. Lyon 1893.
138. Sternberg, Spez. Pathol. u. Ther. (Nothnagel) **7**, 2. Hälfte. 1897.
139. Strümpell, Deutsche Zeitschr. f. Nervenheilk. **11**. 1897.
140. Tamburini, Centralbl. f. Nervenheilk. u. Psych. **5**. 1894.
141. Theilhaber, Münch. med. Wochenschr. 1911, 9.

142. Thoma, Zeitschr. f. Psych. **51**. 1895.
143. Thomsen, Med. Klin. 1910, 45/46.
144. Tigerstedt, Lehrbuch der Physiologie des Menschen. 1907.
145. Tobler, Monatsschr. f. Geburtsh. u. Gynäkol. **22**. 1905.
146. Tuke, Ann. méd.-psych. **15**, 289. 1876.
147. Türck, Jahrb. f. Psych. u. Neur. **31**. 1910.
148. Uhlenhuth, Zwei Fälle von Tumor cerebri. Diss. Berlin 1893.
149. Van de Velde, Über den Zusammenhang zur Ovarialfunktion. Wellen-
      bewegung und Menstrualblutung und über die Entstehung des sog. Mittel-
      schmerzes. 1905.
150. Virchow, Gesammelte Abhandl. zur wissenschaftl. Medizin. 1856.
151. Weinberg, Jurist. psych. Grenzfragen **6**. 1907.
152. Whitwell, Journ. of ment. science, Juli 1889.
153. Wernicke, Grundriß der Psychiatrie. 1900.
154. Westphal, Charité-Annalen 1878.
155. Windscheid, Neuropathologie und Gynäkologie. 1897.
156. Wollenberg, Charité-Annalen 1891.
157. Derselbe, Monatsschr. f. Kriminalpsychol. u. Strafrechtsreform 1906, S. 36.
158. Yamaguchi, Klin. Monatsbl. f. Augenheilk. Festschrift 1903, 41. Jahrg.
159. Ziehen, Lehrb. d. Psych. 1902.
160. Ziemssen, Handb. d. spez. Pathol. u. Ther. **12**, 2. Hälfte.

Lebenslauf.

Als Sohn des verstorbenen Wilhelm Häffner wurde ich, Richard Häffner, in Karlsruhe i. B. am 20. August 1888 geboren. Ich besuchte in meiner Vaterstadt das Realgymnasium. Nach bestandenem Maturitätsexamen (1907) studierte ich in Heidelberg Medizin und unterzog mich daselbst der ärztlichen Vorprüfung (1909). Die klinischen Studien betrieb ich in Heidelberg, Tübingen München, Berlin. Das medizinische Staatsexamen legte ich in Heidelberg ab.

Lebenslauf.

Als Sohn des verstorbenen Wilhelm Häffner wurde ich, Richard Häffner, in Karlsruhe i. B. am 20. August 1888 geboren. Ich besuchte in meiner Vaterstadt das Realgymnasium. Nach bestandenem Maturitätsexamen (1907) studierte ich in Heidelberg Medizin und unterzog mich daselbst der ärztlichen Vorprüfung (1909). Die klinischen Studien betrieb ich in Heidelberg, Tübingen München, Berlin. Das medizinische Staatsexamen legte ich in Heidelberg ab.

Lebenslauf.

Als Sohn des verstorbenen Wilhelm Häffner wurde ich, Richard Häffner, in Karlsruhe i. B. am 20. August 1888 geboren. Ich besuchte in meiner Vaterstadt das Realgymnasium. Nach bestandenem Maturitätsexamen (1907) studierte ich in Heidelberg Medizin und unterzog mich daselbst der ärztlichen Vorprüfung (1909). Die klinischen Studien betrieb ich in Heidelberg, Tübingen München, Berlin. Das medizinische Staatsexamen legte ich in Heidelberg ab.